Grundriß

der

Physiologie des Menschen

oder

der physischen Anthropologie,

mit

vergleichenden Andeutungen.

Von

Dr. Joh. Mich. Leupoldt,

außerord. Prof. der Medizin an der Königl. Baierischen Friedrich-Alexanders-Universität in Erlangen, und Mitglied der physikalisch-medizinischen Societät daselbst.

Berlin,
bei G. Reimer. 1822.

Grundriß

der

gesammten

Physiologie des Menschen

oder

der ganzen reinen Anthropologie,

mit

vergleichenden Andeutungen.

Von

Dr. Joh. Mich. Leupoldt,

außerord. Prof. der Medizin an der Königl. Baierischen Friedrich-Alexanders-Universität in Erlangen, und Mitglied der physikalisch-medizinischen Societät daselbst.

Erster Theil.

Berlin,

bei G. Reimer. 1822.

Den

um die Heilkunde hochverdienten Männern

den Herren

Christian Friedrich Harleß,

Adolph Henke,

Friedrich Heinrich Loschge,

Bernhard Gottlob Schreger,

seinen

hochverehrten Lehrern

gewidmet

vom

Verfasser.

Vorwort.

So lange ich über verschiedene Theile der Heilkunde akademische Vorträge halte, war ich unter anderem besonders darauf bedacht, auch das psychische Leben mehr, als gewöhnlich geschieht, mit zu berücksichtigen.

Die ganze psychische Heilkunde ist aus sehr natürlichen Gründen ihrer Vollkommenheit nach noch ziemlich weit hinter der somatischen zurück. Die Zeit fordert aber deutlich genug allmählig eine raschere Nachbildung derselben. Und sofern diese zugleich eine wissentschaftliche seyn muß, wird sie füglich vor Allem, von Seite der Physiologie und Pathologie, begonnen werden müssen.

Meine Vorträge gehörten bisher vorzugsweise den letzteren, insbesondere der Physiologie an; allein für die größere, mir durchaus nothwendig scheinende Ausgedehntheit derselben, wollte mir keines

nes der vorhandenen Lehrbücher genügen. Wollt' ich auch ein anderes für die Physiologie im engeren Sinne, ein anderes für die Psychologie zu Grunde legen: so stimmen sie mir wieder insofern nicht überein, als sie der rechten Beziehung auf einander und der innerlichen Einheit entbehrten.

Zudem läßt sich bei einem dem gegenwärtigen Zeitbedürfnisse angemessenen Vortrage der Physiologie vernünftiger Weise die Forderung nicht abweisen, über das Wesentliche der eigenthümlichen Lebenserscheinungen und ihrer Beziehung zur gesammten Heilkunde, die gewöhnlich unter der Benennung „thierischer Magnetismus" begriffen werden, zu sprechen. Auch dazu fehlt es gänzlich an einer genügenden Grundlage zu akademischen Vorlesungen.

Diese Zeitbedürfnisse allein, über die ich mich weitläufiger auszusprechen versuchte in meinem Buche: Heilwissenschaft, Seelenheilkunde und Lebensmagnetismus in ihrer natürlichen Entwickelung und nothwendigen Verbindung. — Allgemeine historisch-kritische Andeutungen zur Verständigung über das ärztliche Bedürfniß unserer Zeit. Berlin, 1821, möchten hinreichen, die Erscheinung dieses Werkchens zu entschuldigen.

Dasselbe ist möglichst als eigentliches Compendium gehalten, dergleichen ebenfalls in der neuern Zeit durch mehr Handbuch ähnliche Werke fast in allen Doktrinen ungebührlich selten geworden sind.

Durch Streben nach natürlicher Anordnung der Materien, durch möglichste Kürze und durch Litteraturangabe glaube ich auch diesen Zweck nicht verfehlt zu haben, durch dessen Erfüllung an sich für Lehrende und Lernende ebenfalls einiges Dankenswerthe kann geleistet werden.

Uebrigens wird es dem ein-, um- und eben darum auch nachsichtsvollen Leser und Beurtheiler nicht entgehen, daß ich mich durchgehends zwischen prangender philosophischer, besonders neu naturphilosophischer, und zwischen gegen Wissenschaftlichkeit allzu indifferenter Empirie sorgfältig in ruhig besonnener Mitte zu halten bestrebte, überall bedacht, die einzelnen zu behandelnden Gegenstände organisch an einander zu reihen, ohne eine künstliche Ordnung eigensinnig erringen zu wollen.

Und darum hoff' ich denn auch, durch dieses Werkchen keine ganz unwillkommene Gabe darzubringen, um so mehr, da ich mir schmeichle, daß der Unpartheiische Eigenthümliches an ihm eben so wenig verkennen, als Gefallen des Verfassers an Sonderbarem finden wird.

Meiner Ueberzeugung zufolge, versteht es sich von selbst, daß ein eigentliches Compendium mehr nur Grundandeutungen enthalten dürfe, deren nähere Ermittelung und mehrseitige Beziehung dem mündlichen Vortrage zustehe. Eines aber halt' ich bei Abfassung eines Lehrbuches der Physiologie für wesentlich nothwendig: nämlich lebendige Darstellung der

der Lebensvorgänge, und Beschränkung, jedoch keineswegs gänzliche Nichtbeachtung, der rein mechanischen und chemischen Erklärungsweisen.

Endlich hab' ich noch zu bemerken, daß der Druck eines in diesem Lehrbuche nach dem fertigen Manuscripte citirten Programms von mir, betitelt de vita cerebri, wider Vermuthen wegen außerwesentlicher Umstände, vorläufig unterblieben ist.

Erlangen, Ende Mai 1822.

Der Verfasser.

Inhalts:

Inhaltsanzeige des ersten Theils.

b. Phy-

Einlei-

Einleitung in das Ganze.

Einleitung.

§. 1.

Die gesammte Physiologie des Menschen, oder die reine Anthropologie hat zur Aufgabe: das eigenthümliche Wesen des Menschen und dessen Verwirklichung im gesetzmäßigen Lebensverkehr mit der übrigen Natur und dem Urgrunde alles Lebendigen, nach seinen wesentlichsten Grundverhältnissen, erkennen zu lehren.

§. 2.

Der einfachste, niedrigste Anfang der Erkenntniß, der zwar vermittelst der äußeren Sinneswerkzeuge, dennoch aber keineswegs ohne alle Mitwirkung einer inneren Selbstbestimmung gemacht wird, ist die Wahrnehmung, und diese erkennt Einzelnes von den Aeußerungen des gesammten Menschenwesens.

Weiter vergleicht und verbindet die Beobachtung das einzeln Wahrgenommene in seiner erfahrungsgemäßen Aufeinanderfolge, und in seiner natürlichen Verknüpfung.

Die Induktion erschließt dann aus der gewöhnlichen Aufeinanderfolge oder dem öfters wiederkehrenden Zusammenseyn einzelner Erscheinungen ein ursächliches Verhältniß unter einander.

Ihr kommt berichtigend und bestärkend der Versuch (das Experiment) zu Hülfe.

Und durch dieß Alles zusammen; werden Erfahrungen gewonnen über die ursächlichen Bedingungen einzelner Lebenserscheinungen.

§. 3.

Dazu kommt nun die Analogie, die, ein Lebensgebiet gegen das andere haltend, von ähnlichen oder gleichen Erscheinungen, auf ähnliche oder gleiche Ursachen schließt.

Alles Vorhergehende benutzend, und von einem mehr oder weniger klaren und sich als richtig bewährenden Gefühle (Ahnung ꝛc.) geleitet, begründet der Verstand die Hypothese.

Darauf streben Einbildung und Phantasie das Erschlossene und Hypothesirte lebendig zu schauen und zu schematisiren.

Aber erst die geübtere Vernunft gelangt endlich zur (unmittelbaren) Anschauung der Idee des Lebens, die freilich auch mehr oder weniger richtig seyn kann, in der aber alle Erkenntniß erst ihre wissenschaftliche Vollendung findet.

§. 4.

Erst wenn die Operation des Erkennens überhaupt so auf analytischem Wege immer zum Allgemeinern fortschreitend, auf dem höchsten Standpunkte angelangt ist, kann möglichst vollendete Erkenntniß des Einzelnen der wieder rückwärtsgehenden synthetischen Methode gelingen, und zwar um so mehr, mit je größerer Ruhe und Aufmerksamkeit, mit je schärferer Kritik und gewissenhafterer Sorge, daß kein Mittelglied schief angereiht oder gar übersprungen werde, die Operation verrichtet wird.

§. 5.

Auf solche Weise gelangen wir von dem Erkennen des Einzelnen am Menschen allmählig zum Begriffe der Gattung. Diese finden wir aber wieder mit einer ganzen Thier- und Pflanzenwelt in Verhältniß, welche letztere abermals, sammt der ganzen Menschengattung, mit dem Erdkörper, als eigenem Ganzen, in Verbindung stehend, erkannt werden. So faßt unser Erkennen zuletzt die Gesammtheit alles Lebendigen, was unsere Erde ausmacht und ihr angehört, in dem Begriffe eines Organismus zusammen, d. h. einer eigenartigen Ein- und Ganzheit, die sich, der Hauptsache nach, zwar aus sich selbst, zugleich aber doch auch mit Hülfe äußerer Einwirkung, bis auf einen gewissen Grad in eine eigenartige, dem Ziele ihrer ursprünglichen Einheit entsprechend harmonisch zusammenwirkende, Mannichfaltigkeit (Elemente, Organe ꝛc.) aufschließt; mittelst dieser, nach gewissen zeitlichen und räumlichen Verhältnissen, als Einzelwesen eine gewisse Reihenfolge von Zuständen erlebt; sich dann allmählig wieder in eine gewisse Einheit auflößt, und so endlich als dieses Einzelne aufhört zu seyn, wie es einmal angefangen hatte.

§. 6.

Allein auch der gesammte Erdorganismus, mit allem, was ihm angehört, erscheint uns bald als nur in Gemeinschaft mit noch anderen Organismen, wie die Sonne und die übrigen Planeten, ihres individuellen Lebens fähig. Sie erscheint uns in dieser Gemeinschaft selber nur wieder als zur Mannichfaltigkeit eines größeren Organismus, des Sonnensystems, gehörig; bald erscheint uns selbst dieses wieder im gleichen Verhältnisse zu einem höheren Ganzen, bis die Erkenntniß bei dem Begriff eines unendlichen Organismus = All anlangt.

§. 7.

Im All giebt sich der tieferen Betrachtung eine allgegenwärtig waltende Dreieinigkeit von Allliebe, Allweisheit und Allmacht kund, die wir mit dem Namen der Gottheit bezeichnen. Aber Gott ist nicht = All er ist der Urgrund alles Daseyns; das All ist nur Göttliches. Die Gottheit kann nicht erkennend begriffen, sie kann nur geahnet und geglaubt werden; und da die Menschheit ihrer nur mehr und mehr inne werden kann, so wechselt sie, streng genommen, immer nur einen vollkommener vorgestellten, gegen einen unvollkommener gedachten — Götzen.

Nur in Gott ist absolutes Selbstseyn, alles Geschaffene ist stets nur in relativem Werden begriffen.

§. 8.

In der Operation der Erkenntniß nunmehr wieder analytisch ab- und rückwärtsgehend, begegnet uns zunächst die Frage: Warum läßt Gott eine Welt seyn? —

Wir müssen antworten: aller Liebe wesentlichstes Merkmal ist Aufopferung, Hingabe dessen, was des einen (des Liebenden) ist (nicht was es selbst ist), zum Wohle eines andern. — Dieses Andere schafft Gott aber sogar erst: das die Auszeichnung göttlicher Allliebe.

§. 9.

Was als vorübergehende Erscheinung im All ist, erkennen theilweise vollkommnere Wesen desselben. — Das Wie zu erforschen, ist höchste Aufgabe der Wissenschaft. — Als Wozu ergibt sich dem Forschen: damit ihrer selbst bewußte, der Wahl fähige Wesen im Gefühl der Zurechnungsfähigkeit freithätig sich selbst Glückseligkeit erwerben mögen.

§. 10.

Alles Zeitliche reift allmählig, so auch des Menschen Selbstbewußtseyn und Wahlfähigkeit oder Freiheit. —

Unreife

Unreife Freiheit macht Irrthum, mit Wissen und Willen mißbrauchte Freiheit aber Sünde möglich. — Irrthum und Sünde müssen nothwendig den gesetzmäßigen Gang und Bestand (wie er seyn könnte) hemmen und stören, und dadurch Uebel, Unglück, Krankheit rc. in die Welt bringen. Diese Causalität ist in dem Worte „Teufel" personificirt, der aber wieder so, wie es einen Gott des All gibt, noch überhaupt persönlich existirt.

Die durchaus personificirenden ältesten, orientalischen Systeme der Religionsphilosophie, lassen daher das böse Grundwesen nicht blos später geboren werden als das gute, sondern es sogar ursprünglich ebenfalls gut seyn, z. B. Ahriman und Ormuzd des Zend — Avesta.

§. 11.

Sonach ist dem Grund und Wesen nach alles göttlich (gut), so sehr es auch durch unreife Freiheit = Irrthum = Willkühr oder mißbrauchte = Sünde des Geschöpfes entstellt werden kann. Auch alles gewissenhafte menschliche Erkennen fällt daher der Art nach, wenn auch auf noch so niedriger Potenz, mit Gottes Allweisheit zusammen, so daß also nicht etwa das menschliche Wissen überhaupt, auch das menschlich vollkommenste, doch nur ein Scheinwissen wäre.

Zum Erkennen überhaupt treibt aber den Menschen das Interesse (Liebe oder Haß), das er wegen ursprünglicher Einheit und fortwährender Verwandtschaft mit Allem nothwendig hegen muß.

Wie endlich, dem Begriffe des Organismus zufolge, das Einzelne nothwendig zum Ziele des Ganzen mitwirken muß: so auch der Mensch, aber mit freier Thatkraft.

Und so ist denn des Menschen innerstes Wesen, seiner Bestimmung nach, nächster Abglanz göttlicher Allliebe, Allweisheit und Allmacht = Ebenbild Gottes.

§. 12.

Wenn wir nun gleichwohl in Bezug auf das All von keinem Anfange = Ausgehen aus Gott (Offenbarung), und von keinem Ende = Zurückkehren in Gott, sprechen können, so können und müssen wir doch von Anfang und Ende des Einzelnen im All, besonders unserer Erde, und was ihr angehört, aussagen.

§. 13.

Da nun beim gesetzlichen Hergange des Lebens erfahrungsgemäß und zufolge des Begriffes kein Organismus auf Einmal vollendet erscheint, oder in einem Nu aufhört zu seyn: sondern sich ganz allmählig aus einer indifferenten Grundlage, mittelst einer lebendigen Mannichfaltigkeit, in Zeit- und Raumverhältnisse entwickelt, und wieder allmählig bis auf eine Indifferenz rückgängig wird — so sehen wir uns endlich selbst, in Bezug auf die größten organischen Individuen des All's zur Anerkennung einer Urindifferenz für Alles, was die menschliche Erkenntniß berührt, genöthiget, aus der alles Entstehen beginnt, und in die alles Bestandene endlich zurückkehrt.

§. 14.

Dieses Erste bei dem Entstehen und zugleich Letzte bei dem Vergehen alles Einzelnen; diese nächste Quelle und dieses nächste Ziel alles Geschaffenen, ist die Mutter aller Wesen; und ihre Allgebärerin, die aber selber aus dem höchsten Vater ausgegangen ist, und von ihm stets zeugend bestimmt wird — und wird zu allen Zeiten unter andern, am häufigsten, Aether genannt = allgemeine und allgegenwärtige Indifferenz alles Einzelnen, also selbst Indifferenz des Leiblichen und Geistigen.

§. 15.

Dieser Universaläther ist demnach als die allgemeine

Kräftig-

Kräftigkeit, Lebendigkeit vorzugsweise vorgestellt, und darf nicht mit dem Abstraktum „Kraft", welches eben nur für die Abstraktion, mit nichten aber in natura rerum, Gültigkeit hat, verwechselt werden. Er ist es allerdings, was man sonst, es aber abstrakt meinend, „Lebenskraft" überhaupt nennt, als welche sie zwar, auch so in größter Allgemeinheit genommen, die Lebensfähigkeit alles Einzelnen bedingt; aber zur eigentlich lebendigen Verwirklichung, wie das Einzelnste, wahrhaft als Weibliches, Negatives, steter männlicher, positiver Bestimmung, so zu sagen, von außen, durch den Urgrund alles Seyns, bedarf.

§. 16.

Zugleich folgt daraus: theils daß nichts Geschaffenes weder rein geistig, noch rein leiblich sey, welche Begriffe, wie sie, gleich denen von Kraft und Materie, die Abstraktion gewöhnlich nimmt, eben nur für letztere Sinn haben; theils daß von Natur aus Alles lebendig = (Organisch) sey, und daß alles Lebendige wegen ursprünglicher Einheit und fortdauernder Verwandtschaft (allgemeine Sympathie) auf einander wirken müsse; theils endlich daß von Natur aus nichts Geschaffenes einer absoluten Nothwendigkeit des Lebensverkehrs eben so wenig anheim fallen müsse, als ganz in seine eigene Macht gegeben sey, da es keineswegs gänzlich von seinem Urgrunde abgetrennt ist.

§. 17.

Jene allgemeine Lebenskraft, der Universaläther, fixirt sich, zeugend bestimmt, zu Einzelnem; muß aber, seiner weiblichen, negativen Natur zufolge, beständig zum Indifferentwerden, zum gestaltlosen Insichruhen, ewigen, und so auch innerhalb der Grenzen jedes Einzelwesens ein beständiges theilweises Wiedervergehen des Entstandenen bedingen. So stets zum Aufgeben seiner selbst einerseits bestimmt, andrerseits sich aber stetig wieder gewinnend, muß

muß auch Lebensäther als Grundindifferenz aller Einzelnheiten jedes einzelnen Organismus = Individualäther (eine Modifikation des Universaläthers) anerkannt werden, der alles Einzelne auf die unmittelbarste Weise zum Ganzen verbinden, und die innigsten Wechselwirkungen vermitteln muß.

§. 18.

Nach dem Urtypus der Weltentstehung aus Gott, entsteht übrigens alles lebendige Einzelne durch Entzweiung (Differenzirung, Polarisirung, Gegensetzung) im Gleichartigen (Indifferenten), theils rückwärts dem centralen Urgrunde vorzugsweise empfänglich (negativ, weiblich) zugewendet, theils vorzugsweise selbstthätig (positiv, männlich) in die Peripherie des Geschaffenen hinausstrebend.

Von dieser neuentstandenen, sich entgegengesetzten Zwei (Gegensätze, Pole), strebt stets Jedes mit möglichster Ausdehnung seines Wesens zu bestehen, was in Bezug auf einander, als das Streben des Einen das Andere zu besiegen, erscheint (Streit, ist der Vater des Lebens). Ob nun gleich je dabei auch das Eine im Ganzen mächtiger ist, als das Andere, wodurch allein ein vorwärtsstrebendes Leben, und nicht bloß ein erzwungen ruhiges Gleichgewicht, erwirkt wird: so versöhnt sie doch beide, neben dem Vorwärtsgehen, immer wieder vom Neuen ihre — ebenfalls nach dem Urtypus in der Entzweiung nicht ganz auf- und draufgegangene — gemeinsame indifferente Grundlage, die also jedem Einzelleben, dasselbe mit dem Urquell alles Lebendigen am unmittelbarsten verknüpfend, mütterliche Pflegerin ist, und den Streit des Lebens zum Spiele macht.

Zugleich folgt daraus, daß kein lebendiges Einzelwesen (Organismus) als ein blos Seyendes betrachtet werden könne, sondern daß vielmehr alle seine wesentlichen

Merkmale nur die Eigenthümlichkeit seiner Lebensverrichtungen (Thätigkeiten) betreffen können.

§. 19.

Die Indifferenz mit ihren Polen werden füglich je die Elemente des von ihnen verwirklichten Einzellebens = Organismus genannt. Diese Elemente treten in vollkommneren Organismen, in verschiedenen Verhältnissen, bis auf einen gewissen Grad wieder zur Indifferenz zusammen, und bedingen dadurch das, was gewöhnlich durch „Organ" bezeichnet wird.

Daraus und aus dem Vorausgehenden ergibt sich von selbst im Allgemeinen die Möglichkeit und Nothwendigkeit der besonderen (speciellen) Sympathie alles Einzelnen in demselben Organismus (Einzelleben).

§. 20.

In dem Organismus unseres Sonnensystems steht die Sonne als das Centrale zu allen die Peripherie darstellenden Planeten im Gegensatz. Das Grundwesen der Sonne mag übrigens feurig genannt werden; vorzugsweise durch sie kommt Licht und Wärme in den ganzen Organismus. Als Grundelement unsrer Erde erscheint das Wasser, das mit dem Grundwesen der Sonne die äußerste Polarisirung aus dem Universaläther darstellt.

Vergl. Oken: Naturphil. 2) Hylogenie, 3) Kosmogenie. Im Zend — Avesta wird zwar das Feuer am höchsten geehrt, aber auch das Wasser wird zum Ursaamen der Wesen gezählt. S. Klenker: S. 49 — Anh. Bd. 2. S. 114. u. f.

§. 21.

Das Wasser, das sich nun selbst wieder als Grund-Element und Indifferenz in Bezug auf den Erdorganismus verhält, schließt sich polarisch auf, einerseits ins Schwere, Starre, sich ruhig gestaltende, in festes Land, das diesseits zuletzt in einen metallischen Erdkern über-

überarbeiten mag, andrerseits ins Leichte, Flüchtige, nach Formlosigkeit rastlos Strebende, in den **Dunstkreis**, der jenseits im Aether endet. Der Gegensatz dieser beiden secundären Elemente der Erde beurkundet sich zunächst dadurch, daß jenes in allen möglichen Gestalten als Besonderheit zu erscheinen und zu beharren (Krystallisation), dieses aber alles Besondere zur höheren Einheit aufzulösen strebt.

G. H. Schubert: *Ahndung einer allgemeinen Geschichte des Lebens.* Leipz., 1806. Bd. 1. Abschn. IV. von der Atmosphäre.

H. Steffens: Anthropologie. Bresl., 1822. Bd. I. Absch. I. Metallität des Erdkerns.

Formationsreihen des festen Lands — Hauptverschiedenheiten der Gebirgsbildungen. —

§. 22.

Indem nun das in dieser polarischen Entzweiung nicht sogleich ganz aufgehende Wasser die beiden secundären Elemente, neben denen es als irdisches Grundelement zugleich fortbesteht, stets bis auf einen gewissen Grad wieder versöhnt, d. h. indifferenzirt: so ist durch das Produkt dieser theilweisen Wiederindifferenzirung = theils **Schleim**, theils **Humus**, beides = Infusorialsubstanz, fortwährend die Grundlage zu einer neuen Stufe der irdischen Schöpfung gegeben, weil sich nur durch immer wiederkehrende Entzweiung das Leben als solches beweisen kann.

§. 23.

Diese neue Stufe bildet das vorzugsweise sogenannte **organische Reich** der Erde, dessen Einzelwesen als potenzirte Planeten zugleich mit individuellerem Charakter zu betrachten sind. In diesen vorzugsweise sogenannten Organismen ist jenes polarisch entgegengesetzte Bestreben

der

der beiden secundären Elemente (§. 22.) in höherer Potenz, auf eine solche Weise ausgeglichen, daß bei immer zunehmender Besonderheit und Mannichfaltigkeit der Formen das Leben in ihnen zugleich immer beweglicher und sich selbst klarer wird. In dieser Stufe der Erdschöpfung ist der Wendepunkt von der Selbstentäußerung und Verkörperung des Lebens zur Wiedergewinnung und Wiederbefreiung gegeben.

Vergl. Oken Naturphil. VIII. Organosophie.

§. 24.

Die secundäre irdisch-organische Welt entwickelt sich zunächst aus einem Infusorialreiche, in welchem sich die später in individuellen Richtung auftretenden Polaritäten eben nur erst unbestimmt und schnell wechselnd regen = organisches Chaos, das allmählig in ein stehendes, indifferentes Thierpflanzen- oder Pflanzenthier-Gebiet übergeht, endlich polarisch in ein Pflanzen- und in ein Thierreich, in deren jedem einzelnen abermals solche Indifferenzgebiete und wiederholte Entzweiungen daraus nachzuweisen sind.

§. 25.

Der Mensch aber ist das letzte und höchste Erzeugniß des irdischen Lebens, ein Wesen eigener Art, durch das eine ganz eigene Stufe der irdischen Schöpfung bezeichnet ist, und das eben so über Pflanzen- und Thierreich, zu keinem gehörend, steht, als der eigentliche Erdorganismus unter ihnen, dem Ganzen ein freiordnender Mittelpunkt.

In dem Selbstbewußtseyn des Menschen = Sichselbstwiedergewinnen des Lebens, erscheint das Wesen der Gottheit am unmittelbarsten. Was in den übrigen Wesenreihen der irdischen Schöpfung in eine Mannichfaltigkeit auseinander gegangen und in der Vereinzelung beschränkt erscheint,

scheint, findet sich im Menschen in höherer Potenz zu klarer, beweglicher Einheit (Mikrokosmos) wieder gesammelt.

§. 26.

Dennoch ist bei allen gegensätzlichen Spaltungen durch die ganze Welt des Organischen zugleich ein für's Ganze kontinuirliches Aufsteigen des Lebens zu bemerken, von gänzlicher Blindheit und Nothwendigkeit zu voller Selbstdurchschauung und Freiheit desselben.

Den Uebergang von dem Extrem des deuteroorganischen Lebens, in welchem es vergleichungsweise in starrster, dunkelster Materialität (Schwere) erblindet, träg lastend, sich selbst entäußert erscheint (Plänze), zu dem andern Extrem, in welchem es sich selbst wieder durchschaulich, sich selbstbestimmend = selbstbewüßt und frei ist (Mensch) — macht das Leben mit Willkühr, d. h. diejenige Lebensform, in welcher das gleichwohl noch schwere, materielle Leben sich dennoch bereits selbst fühlt (doch nicht selbst weis), und sich selbst, wenn auch mehr nur noch materiell, nach Trieb zu bewegen vermag (Thier). Das Charakteristische der zuerst erwähnten Lebensform ist das Wesen des eigentlichen Instinkts. Die drei Grundformen des Lebens auf dem Erdorganismus sind in diesem Betrachte: Instinkt, Willkühr, Freiheit.

Mit Unrecht übersieht man, daß das Charakteristischste des Instinkts der Pflanze eigenthümlich ist — Hauptabweichungen in den Ansichten von Willkühr und Freiheit.

§. 27.

Obwohl jede der eben genannten drei Grundformen des Lebens vorzugsweise in einer besonderen Wesenreihe (Pflanze, Thier, Mensch) verwirklicht ist, so wiederholt doch je die nächsthöhere neben ihrem Hauptcharakter auch das Wesen der nächstniedrigeren auf eigene Weise in sich selber.

So

So erscheint denn zwar das willkührliche Leben des Thiers überhaupt in Empfinden und Bewegen; allein zugleich holt dasselbe auch das Charakteristische der Pflanze, das sich in instinktmäßigen, (unwillkührlichen, automatischem) Bilden, Gestalten, Wachsen offenbart, mit in sich nach; der selbstbewußte freie Mensch endlich vereinigt alle drei Lebensformen in sich.

§. 28.

Damit in Uebereinstimmung schließt sich die Pflanze in zwar vielfach wiederholter, aber im Ganzen doch einfacher Gestaltung, flach nach außen auf — das Thier entwickelt sich, reicher an Formen seiner Theile, vorzugsweise nach innen — der Mensch thut letzteres nicht nur leiblicher Weise im höchsten Grad, sondern sein ganzes Leben strebt höchst innerlich zu werden (zu sich selbst zu kommen) als freies Selbstbewußtseyn (Platon's Er=innern).

§. 29.

Das Leben unter der Nothwendigkeit des Instinkts sowohl, als das mit Willkühr ist, vom menschlich höchsten Standpunkte aus betrachtet, an und für sich völlig gleichgültig und bedeutungslos; aber das eigentlich menschliche Leben, an das von Seite des Thierlebens nur eine ferne Annäherung Statt findet, hat in sich Bedeutung und Ziel. Doch liegt dabei der Unterschied nicht sowohl im Inhalte (Erfolg), als vielmehr in der Methode.

Dem Urgrunde des Seyns kann es nämlich hauptsächlich nur um gute oder schlechte Benutzung der Freiheit des Wesens in der Methode seines Lebens und Wirkens zu thun seyn, wodurch erst ein Ziel alles Lebens, nämlich moralische Zurechnungsfähigkeit des Menschen begründet wird, in Bezug auf die alles Uebrige nur als Mittel erscheint, und nur in dieser Beziehung eine Endbedeutung erhält.

§. 30.

§. 30.

Mit der Anschauung von Einzelnem in dem All, das nach und neben einander lebt, sind unmittelbar die Begriffe von Zeit und Raum gegeben, die, weil sie ursprünglich nur in Bezug auf lebendiges Einzelnes, das alles nothwendig in beständiger lebendiger Wechselwirkung seyn muß, existiren, auch nicht anders, als durchaus von Leben erfüllt, vorgestellt werden dürfen.

§. 31.

Das Erdganze, als Protoorganismus sowohl, als die in sich selber wieder gegensätzliche deuteroorganische Welt auf ihm, so wie endlich das Menschengeschlecht, traten wohl den angegebenen Dignitätsstufen zufolge nach einander in die volle Wirklichkeit ein, jedes als Ein großes Individuum, und durch seine vorherrschende Entwickelung, je eine besondere Lebens= (Entwickelungs=) periode (Stufe) des Ganzen begründend, die jedoch noch wenig ausgemittelt sind.

§. 32.

Im Allgemeinen erreicht dabei das eigentlichste Menschenwesen seine reinste Vollendung am spätesten. Mit ihr im umgekehrten Verhältnisse scheint das übrige Erdleben mehr und mehr zu erstarren, das flüssige namentlich immer mehr abzunehmen, so daß endlich der geringste Grad des Lebens in der übrigen irdischen Natur mit dem höchsten Grade der Vergeistigung des Menschengeschlechts zusammentreffen mag. Wohl mag das gesammte Erdleben durch einen allgemeinen Feuerprozeß endlich in das Urelement des Aethers zurückgehen. Doch scheint gegenwärtig kaum noch das eigentliche Menschliche die Rolle der vorherrschenden Entwickelung von der übrigen irdischen (äußeren) Natur getauscht zu haben.

Wahr=

Wahrscheinlich verhielt sich die Erde erst eine Zeitlang als Mond — dann als Komet — bis sie ihre gegenwärtige Lebensordnung einging, die auch nicht absolut bleibend ist — Bildungs- und Zerstörungsperioden der Erde.

Vergl. H. F. Link: die Urwelt und das Alterthum erläutert aus der Naturkunde. Berl., 1821.
H. Steffens: Anthropologie. Bresl., 1822. Bd. 1.

§. 33.

Dem Raume nach scheint alle Entwickelung des Erdganzen nach unserem Standpunkte die Hauptrichtung von Nordost nach Südwest zu befolgen (S. Steffens a. a. O.).

Dabei wird die Einheit des Ganzen immer vielfacher getrennt (individualisirt); die Einzelwesen gehen immer vielfachere räumliche und zeitliche Lebensbeziehungen ein. Dadurch aber wird immer manchfaltigere und vielseitigere, gegenseitige Beschränkung des Einzelnen nothwendig; zwar wird dadurch auch Kampf und Noth des Einzelnen größer, zugleich wird es aber auch dadurch veranlaßt, mehr und mehr zu sich selbst zu kommen, wonniges Selbstgefühl und Selbstständigkeit zu erlangen.

Fr. Baader: Beiträge zur dynam. Philosophie. Berl., 1809.
Schelver: Das Geheimniß des Lebens. Frankf., 1815.
Dessen: Sieben Stufen des Lebens, das. 1817.

§. 34.

Jedoch auch das vollkommenste Einzelwesen ist nur relativ selbstständig, sofern es immer nur eine besondere Erscheinung des Gesammtlebens ist, aus dem es zunächst hervor, und in das es zunächst zurückgeht. Allein auch nicht blos nach Geburt und Tod hängt das Einzelne innigst mit dem Ganzen zusammen, sondern auch während des ganzen Lebenslaufes; wie nämlich alles Einzelleben nur Lebensäußerung derselben Einer Wurzel ist, so steht auch alles Einzelne in steter Wechselwirkung mit einander, und besteht in der Erscheinung nur durch sie. Je unvollkommener, d. h. weniger individuell, und somit weniger selbstständig etwas ist, desto weniger lebt es vorzugsweise aus, durch und für sich, sondern um so mehr von allem Anderen getragen und bestimmt, und verhält sich mehr als bloßes Instrument des Gesammtlebens.

§. 35.

Jedes lebendige Wesen kann mit einem anderen, seinem ganzen Lebensinhalte nach, zugleich in Wechselwirkung treten, d. h. im anderen, einen Wechsel des Lebenszustandes veranlassen. Diese Weise der Wechselwirkung, die scheinbar rein unmittelbar (ohne Medium), wie man auch sagt, in distans geschieht, besonders in Bezug auf den Menschen aufgefaßt, hat man neuerlichst, eine ungenügende anschauliche Erklärung bemändelnd, magisch, schon vorher, alle Erklärung einer Vermittelung überspringend, dynamisch genannt. Sie wird aber durch das allgemeine Band des Einzelnen, durch die reale Lebenskraft selber unter der Form des organischen Aethers vermittelt.

Vergl. J. C. Passavant: Untersuchungen über den Lebensmagnetismus u. das Hellsehen. Frankf., 1821.

J. M. Leupoldt: Heilwissenschaft, Seelenheilkunde und Lebensmagnetismus ꝛc. Berlin, 1821.

Desselb. Spec. physiol. de vita cerebri. Sect. I. Erl., 1822.

§. 36.

Wirkt in dieser Ur- und Grundweise der Wechselwirkung unmittelbar, und ganz Leben auf Leben, so wirken anderntheils alle leiblichen Einzelwesen auch vorzugsweise durch das materielle Produkt ihres Lebens, durch Schwere und Gestalt, d. h. mechanischer Weise auf einander. — Individuellere Einzelwesen wirken aber auch noch auf besondere Weise aufeinander, indem entweder eines das andere leiblicher Weise und vermittelst einzelner Organe aufnehmen, und zu seinem Wesen machen kann = biochemische Wechselwirkung, oder, indem eines im Seelenleben des andern nach geistigen Zwecken und mittelst der Sprache, im weitesten Sinne des Worts, Veränderungen erwirkt = psychische Wechselwirkung.

§. 37.

In diesem gegenseitigen mehrfachen Bestimmen und Bestimmtwerden = Geben und Nehmen besteht das Wechselspiel alles Lebens in der Erscheinung. In jedem Lebensakte sind aber beide beisammen, nur in verschiedenem Verhältnisse; jede Lebensregung am Einzelnen ist das mittlere Produkt des Einwirkens eines andern auf dieses und dessen Gegenwirkens auf jenes. — Das Vollkommnere ist aber stets das vorzugsweise Bestimmende, relativ Obsiegende und umgekehrt.

§. 38.

Nach Maas, Art und Zeit relativ richtiger Wechsel dieses Nehmens einerseits und Gebens andrerseits giebt das naturgemäße oder gesunde Leben. Widrigenfalls entsteht

entsteht Krankheit. Krankheit, wie alles Uebel, kommt aber nur durch die Willkühr, besonders durch die Formen derselben am Menschen, Irrthum und Sünde, in die ganze Natur.

§. 39.

Ueberhaupt ist der Einfluß des Menschen auf die Natur unter und neben ihm so mächtig, daß von ihm gewissermaßen eine ganz neue Schöpfung und eine ganz eigene Ordnung der Dinge ausgeht, die theils bewirkt, theils wenigstens vorzugsweise handhabt, was der bisher nur erwähnten organischen Welt als unorganische gegenüber steht. Unorganisch heißt nämlich alles, was von seiner nächsten lebendigen Ganzheit losgetrennt ist, und daher nicht mehr selber das ursprüngliche Leben, als ein der Hauptsache nach eigenes innerlich begründetes Einzelnes unmittelbar ausmachen hilft; sondern nun nur noch mehr als Fragment eines Ganzen (Organismus), mit einem spärlichen Rückbleibsel von eigenthümlichen Leben, äußerlich von der allgemeinen Lebenskraft getragen wird. — Das, was wie eigentliches Leben am Unorganischen erscheint, ist größtentheils Bestreben des allgemeinen Lebens, es wieder ins ursprüngliche Leben einzureihen, was auch von allem naturgemäß gestorbenen Einzelnen gilt. —

§. 40.

Beschränken wir, wie billig, unsere Betrachtung allmählig vorzugsweise auf den Menschen, so ergibt sich zunächst im Allgemeinsten: daß sein ganzes lebendiges Wesen in zwei polarischen Hauptrichtungen, leibliches Leben und Seelenleben, erscheint. Dem zufolge mußte die gesammte

Physio-

Physiologie (Naturlehre) des Menschen, oder die reine Anthropologie zwei Haupttheile haben, Somatologie und Psychologie. Weitere untergeordnete Gegensätze im leiblichen Leben einerseits, und im Seelenleben andrerseits, bilden in jeder dieser Haupttheile weitere Unterabtheilungen.

§. 41.

Allein da alles wirkliche Einzelleben hauptsächlich darin sein Fortbestehen hat, daß sich die es integrirenden Gegensätze wechselsweise möglichst spannen und wieder versöhnen (indifferenziren), so wären dadurch abermals zwei Hauptformen des Einen ganzen Menschenlebens, und somit zwei Abtheilungen in der Lehre von demselben gegeben. Eben aber weil die letztbezeichnete Lebensform durch relative Verschmelzung des ganzen Leiblichen und Seelischen im Menschen zur Indifferenz des Menschenlebens an sich entsteht: so kann es nicht zweierlei Somatologie und Psychologie, sondern in letzterer Hinsicht nur überhaupt eine Biologie (des Menschen) geben.

Anmerk. Unter der Abtheilung: Biologie wird auch der sogenannte thierische Magnetismus dem Grundrisse nach abgehandelt werden. Es mag daher gleich hier auf die im §. gegebene Ableitung zweier Grundformen des Menschenlebens, im Vergleich mit D. G. Kieser's Konstruktion in seinem System des Tellurismus oder thierischen Magnetismus, Leipz., 1822. 2 Bde. ernstlich aufmerksam gemacht werden. Kieser knüpft seine Untersuchung unmittelbar an das polare Verhältniß von Sonne und Planet an, und lehrt, daß dem zufolge alle Wesen der Erde sich theils tellurisch, theils solar verhalten. So folgerecht und vollständig

dig auch die weitere Ausführung in dem angeführten Werke des genialen, vielumfassenden Arztes seyn mag; so sehr vermißt man doch in dessen ersten Grundsätzen Inhalt und Fülle; wie dieß, trotz aller Verehrung, auch vom Principe des Systems der Medecin von demselben Verfasser an einem anderen Orte erklärt werden mußte; so wie noch jetzt in beiderlei Hinsicht am wenigsten der Psychologie Kieser's kann beigestimmt werden, so sehr auch besonders das System des Tellurismus, gleichwohl das umfassendste und beste in der Sache, auf dieselbe gegründet ist.

I.
Biologie des Menschen.

1.

Von dem Urleben und der frühesten Entwickelung des Menschengeschlechts.

§. 42.

In Bezug auf alles Einzelleben ist die Indifferenz früher wirklich, als die Differenzen oder Gegensätze, so wie letztere auch nach geschehener ursprünglicher Entzweiung und im Fortgange der Entwickelung im steten Wechsel von der mütterlichen Indifferenz immer wieder bis auf einen gewissen Grad ausgeglichen werden, und dann vom Neuen sich entzweien. So treten auch am Menschenleben Erscheinungen auf, die in solcher Ausgleichung der gegensätzlichen Spannungen seines ganzen Inhalts gegründet sind, und zwar nicht blos im Wechsel mit solchen, wie sie das gegensätzlich gespannte Menschenwesen begründet, sondern auch ganze Lebensperioden vorzugsweise allein ausmachend. In jedem Falle erscheint in ihnen das ganze Menschenwesen in allseitigster Fülle, wenn auch mit minderer Willkühr oder Freiheit des Individuums, sondern vielmehr unter der Form des Instinkts.

Anmerk. Eben weil in dieser Erscheinung der ganze Inhalt des Menschen in ganzer ungetheilter Fülle sich äußert, eben weil diese Lebensform die früheste im Menschengeschlechte ist, und endlich eben weil es sehr Noth

Noth scheint, über das Einzelne das Ganze nicht zu verlieren, sondern stets beide in und durch einander zu erkennen, wird dieser Abschnitt den beiden andern vorangeschickt. Vergl. das über diese Einleitung in die gesammte Heilkunde Gesagte in meinem Buche: Heilwissenschaft, Seelenheilkunde und Lebensmagnetismus ꝛc. — Doch wird nach Darstellung der Grundzüge der Somatologie und Psychologie des Menschen der Schluß des Ganzen sich wieder an diesen Anfang anknüpfen.

§. 43.

Außer dem für unsre Erkenntniß unfaßbaren All gibt es kein absolutes Ganzes; alle übrigen Lebensausdrücke bilden größere und kleinere, über- oder untergeordnete relative Ganze oder Individuen. Ein solches ist ein einzelner Mensch, aber auch ein einzelnes, von ihm enthaltenes Organ; ein solches ist wieder das ganze Menschengeschlecht, daß noch dazu durch die Mittelglieder der Raçen und Völker die einzelnen Menschen unter sich begreift, wie selber von der Ein- und Ganzheit des Erdlebens begriffen wird.

§. 44.

Das Menschengeschlecht ist ein Ganzes, und muß als solches Eine früheste und Hauptwurzel haben, aus Einem Urstamm hervorgegangen seyn. Dieser muß sein Daseyn durch die allgemeine Lebenskraft der Erde durch sogenannte generatio aequivoca gewonnen haben, was aller Wahrscheinlichkeit nach in Asien und, nachdem der Erdorganismus im engeren Sinne schon manche Bildungs- und Zerstörungsperiode erfahren hatte, und Pflanzen- und Thierwelt schon bis auf einen hohen Grad entwickelt waren, geschah. Abweichungen in einzelne Raçen und Völker bildeten sich im Fortgange der Entwickelung nach den verschiedenen Erdgegenden gemessenen Gangs theils ebenfalls durch generatio aequivoca, theils durch Fortzeu-

gung

gung der Individuen (generatio secundaria). Die Zahl der Raçen ist schwierig zu bestimmen, da weitere oder engere, frühere oder spätere Modifikationen des Urwesens des Menschen dafür angesprochen werden können.

Chr. Fr. Ludwig: Naturgeschichte der Menschenspecies. Leipzig, 1775.

Buffon: Histoire naturelle T. III. Hist. nat. de l'homme. Varietés dans l'espèce humaine. S. 371 ꝛc.

J. Fr. Blumenbach: De generis humani varietate nativa. Dritte Ausgabe. Göttingen, 1795.

Herder: Ideen zur Philosophie der Geschichte der Menschheit. Leipzig, 1785.

J. Fr. Meckel: Allgemeine Anatomie. Halle, 1815. S. 75. u. f.

H. F. Link: Die Urwelt und das Alterthum ꝛc. Berlin, 1821.

§. 45.

Eine je frühere Periode der Existenz des Menschengeschlechts wir annehmen, unter um so indifferenterer Form muß in ihr die Idee desselben erscheinen. Weder im Ganzen konnten bereits Trennungen in Raçen, Völker u. s. w. weit gediehen seyn, noch in den Einzelnen die einzelnen Thätigkeiten bereits so deutlich auseinander getreten seyn und so vereinzelt wirken, als etwa in der gegenwärtigen Periode der Geschichte. Damit zugleich mußte sich das Menschengeschlecht aller Analogie zu Folge im hohen Grade vorherrschend negativ, empfangend verhalten, dagegen den geringsten Grad der Gegenwirkung zeigen. Die Folge davon aber ist stilles, innerliches Individualleben und innigste Sympathie mit dem Ganzen, und somit reinstes subjektives Wohlseyn.

§. 46.

Bei solchem indifferenten Verhalten, bei so vorwaltender Empfänglichkeit (Receptivität), und bei so inniger Sympathie mit dem gesammten irdischen Leben mußte sich im Menschen die übrige Natur um so allseitiger und richtiger

ger abspiegeln, als das Menschenwesen auf jener Existenzstufe durch innigere Verschmelzung seines leiblichen und seines seelischen Elements sich vorzugsweise allgemein empfindend muß verhalten haben, und dieß um so mehr, je homogener er damals der gesammten äußeren noch jugendlich kräftigen Natur nach gewesen seyn mußte.

Also nicht aus dem Extrem dumpfer Thierheit ging die jetzige Menschheit hervor, eben so wenig aber auch, wie im Gegentheile heutzutage Viele schwärmen, aus dem Extrem klarsten Selbstbewußtseyns; sondern aus der schönen Mitte ihrer polaren Natur.

§. 47.

Durch zunehmende Polarisirung im Menschenwesen und durch immer schroffere, gegenseitige Spannung seiner Gegensätze, wächst auch die Noth des Individuallebens; denn letztere bekämpfen, beschränken und stören einander vielfach, und verletzen somit die Harmonie des Ganzen. Freilich ist damit die Geburt des Selbstbewußtseyns und durch dieses der Freiheit der Möglichkeit nachgegeben, da die nach außen allenthalben bekämpften und beschränkten, polarisch entzweiten Einzelheiten allmählig in sich zurückgedrängt werden und so das Leben zu sich selbst (zunächst zum Selbstgefühl, weiter zum Selbstbewußtseyn) kommt. Allein eh' das Ziel der Freiheit erreicht wird, gedeihen auch die trügerische Willkühr und täuschende Selbstsucht.

§. 48.

Innerlich mit ungetrübter Harmonie, jedoch noch unter der Form des Instinkts, noch nicht so sehr vereinzelt nach einzelnen Beziehungen, sondern mehr mit der ganzen Fülle des Wesens, noch nicht theils selbstsüchtig einseitig fixirt, theils künstlich verschlossen, concentrirte sich in harmonischer Empfindung des Urmenschen die ganze Natür, und diese Empfindung war daher allseitiger, wahrer, weiter reichend. Dieß das erste goldene Zeitalter, das Paradies im Anfang der Geschichte.

§. 49.

Erst allmählig mit allmähliger Entwickelung der Gegensätze aus der allgemeinen Indifferenz dämmerte auf vorberührte Weise die niederste Stufe des Selbstbewußtseyns im Menschen auf. Mit diesem erfaßte sich allmählig der Mensch selbst, trennte sich dadurch innerlich aus dem gänzlichen Verflossenseyn mit der übrigen Natur, und diese wurde ihm allmählig gegenständlich. Die Gegenwirkung des Menschen auf deren Einwirkung hatten nun bald nicht blos stilles, blindes, pflanzenartiges Gedeihen zur Folge, sondern fingen an, willkührlich zu werden und Zwecken der aufdämmernden Reflexion zu dienen.

§. 50.

Entsprechend der jedoch immer noch hauptsächlich instinktmäßigen, leiseren, wahrer treffenden und tiefer gehenden Empfänglichkeit mußten die Gegenwirkungen Produkte zur Folge haben, die der späteren, mehr reflektirenden Zeit einen tiefen, umfassenden Sinn darbieten. Wo sich eigentlich menschliches regt, ertönt Sprache; denn wo Leben ist, erscheinen Lebensäußerungen, die je der Eigenthümlichkeit nach sich genau entsprechen. Daher die richtige Bezeichnung, die tiefe Bedeutsamkeit der ältesten (orientalischen) Sprachen. Mehr noch instinktmäßig gestaltete sich, mehr von selbst entwachsend, eine Art Staatsform, deren Elemente uns höchst zweckmäßig und erfolgreich erscheinen, was sie denn auch sind. Auf solche Weise entwickelten sich Gebräuche, meistens religiöser Art (Cultus), bald vorzugsweise sich auf ein höchstes Wesen, bald dieß jedoch schon zum Theil in einer

Art

Art späterer Verirrung, mehr auf die geschaffene Natur beziehend, die uns ein tiefes heiliges Gefühl, Methoden, die eine hohe wahre Ansicht verrathen, obwohl wir sie jener Zeit nicht als eine selbstbewußte, wissenschaftlich construirte unterschieben dürfen. Eben so finden sich aus diesem allmähligen Uebergange aus der Urzeit Spuren von Vorrichtungen für die Gesammtheit des Volkslebens, Baudenkmale u. s. w., die uns tiefe, richtige Beziehungen zur Astronomie u. dergl. nicht bloß zu haben scheinen, sondern wirklich haben, ihrem Ursprunge nach aber nicht sowohl aus reflektirender Berechnung, als vielmehr instinktmäßig aus unmittelbarer Wechselwirkung der ganzen Fülle der Menschennatur mit der Außenwelt hervorgingen.

Vergl. Fr. Schlegel: Ueber die Sprache und Weisheit der Inder. Heidelberg, 1808.

Feodor Eggo (Stuhr): Der Untergang der Naturstaaten. Heidelberg, 1812.

Schubert: Ansichten von der Nachtseite der Naturwissenschaft. Dresden, 1808.

J. J. Wagner: Kunst und Wissenschaft, Religion und Staat. Erlangen, 1819.

§. 51.

Alles, was wir Geistiges aus den aufbewahrten Resten von Lebensäußerungen einer Urzeit des Menschengeschlechts deuten, ist vorzugsweise gemüthlich, ist Liebe, Andacht u. s. w. Das Gemüth ist aber eben auch die indifferente Wurzel alles Seelenlebens, Erkennen und Wollen in stiller Ungeschiedenheit enthaltend. In der relativen Scheidung dieser Elemente reiht sich rücksichtlich des erkennenden Seelenlebens an die äußeren Sinne zunächst die Phantasie an. Die niedrigste Stufe des reflektirenden, abstrahirenden rc. Erkennens, ist von Andacht des Gemüths geleitetes Phantasiren, Dichten. In der Phantasie ist Leibliches und Seelisches noch innig verschmolzen; darum sind die Gedanken auf dieser Stufe erst noch Bilder,

so

so tief und richtig sie übrigens auch bezeichnen mögen, weßhalb sie einer späteren Zeit symbolisch erscheinen.

§. 52.

Die ältesten Ueberbleibsel der Urweisheit des Menschengeschlechts sind daher mythologische, theogonische und kosmogonische Poesien, in denen die Trauer sichtbar wird über den zunehmenden Verlust einer wonnigen Harmonie des Menschen mit der Natur, wogegen er nun, von jener mehr und mehr abgetrennt und auf sich selbst zurückgeführt, sich selbst, der noch schwachen Selbstbestimmung, anheim fällt. Diese gemüthliche Phantasiesprache wird noch vollends dadurch poetisch, daß sie zugleich rythmisch ist. Dieß aber darum, weil Alles in der äußeren Natur an sich nach festem Rythmus geschieht, und der immer erst noch wenig der Willkühr verfallene Mensch der Urzeit an diesem Rythmus Theil nimmt.

Was in dieser Hinsicht von dem jugendlichen Menschengeschlecht gilt, gilt jedoch mit nothwendigen Modifikationen, auch von jugendlichen Völkern und von jugendlichen Individuen.

§. 53.

Die allmählig reger werdende Entwickelung der Gegensätze aus der Urindifferenz des Menschlichen mußte in die Erscheinung treten durch Zerfallen in Raçen, Völker u. s. w., die sämmtlich gegen den Urstamm gehalten als Einseitigkeiten erscheinen, wenn auch in den einen Höheres, im anderm Niedrigeres und überhaupt vielfache Modifikationen sich darstellten. Zugleich damit mußten sich nothwendig auch verschiedene Sprachen, Lebensweisen, Ansichten, Körperbildungen u. s. w. ausprägen, die jedoch, wie sie aus Einer Wurzel ersproßten, alle irgend eine innere Verwandtschaft und Uebereinstimmung behalten.

§. 54.

§. 54.

Die Ansicht, daß sich an den menschlichen Individuen im Laufe der Entwickelung auch erst die Geschlechtlichkeit, sofern sie die umfassendste (Leibliches und Seelisches zugleich) Polarisirung des ganzen Einen Menschenwesens in Mann und Weib bedeutet, entschied und ausprägte, ist nicht ohneweiters als nichtig und absurd zurückzuweisen. Allerdings möchte für Ungeschlechtlichkeit oder Hermaphroditismus oder quoad effectum wohl für beides zugleich am frühesten Menschen sprechen: die Analogie, der zufolge alles Leben mit möglichster Indifferenz anhebt — die Mythologien vieler der ältesten, wie der jüngsten Völker — die Bildungsgeschichte des menschlichen Fötus rücksichtlich der Geschlechtssphäre — das nahe Zusammentreffen von Geschlechtslosigkeit, Hermaphroditismus und Trennung der Geschlechter im Pflanzen- und Thierreich — der regelmäßige Nachglanz von Hermaphroditismus am erwachsenen jetzigen Menschen — das noch keineswegs mit vollkommenem Sieg bestrittene Vorkommen von einzelnen Individuen, die, wenn gleich weder zeugungs- noch empfängnißfähig, dennoch nicht blos im Einen Geschlechte verbildet zu seyn scheinen, u. dergl. m.

Vergl. Haller: Elem. physiol. T. VIII. §. 1—7.
Fr. Kreuzer: Symbolik und Mythologie, Bd. 3. §. 21. u. a. a. O.
Kanne: Christus im alten Testamente &c. Erlangen, 1818. Th. 2. §. 26. bis zu Ende.

§. 55.

Im Laufe der Zeiten zersplitterte sich das Eine ganze Menschenwesen selbst in den einzelnen Völkern, ja selbst in den Individuen mehr und mehr. Religion und Wissenschaft, Kunst und Staat, Gemüth und Erkenntniß, kurz nach allen Beziehungen trennten sich die Elemente und Bestandtheile des Menschenwesens, und prägten sich vielfach

einseitig

einseitig aus. Dadurch waren Mißverständnisse und Mißverhältnisse nothwendig bedingt, weil von allen Seiten her immer andere Einseitigkeiten das Ganze zu repräsentiren strebten. Unvollkommenes Selbstbewußtseyn wurde demnach zu ungebührlicher Selbstsucht, der noch unreife Keim der Freiheit gedieh zu Willkühr, und mittelst dieser bekämpften sich die Einseitigkeiten von allen Seiten wild und heftig. Fürchterliche Kriege, gewaltiges Unglück schufen sich die Völker in dieser Zeit des Uebergangs, wo sie vom Instinkte entbunden in der Freiheit noch nicht heimisch, allenthalben haltungslos und überall im gegenseitigen Mißverständnisse befangen waren.

Schubert — Steffens a. a. O.

§. 56.

Auch die äußere Natur erlitt in dieser Periode eine bedeutende, gewaltsam scheinende Revolution, die der Hauptsache nach aus Einer Wurzel mit denen im Menschengeschlechte, mit dem sie ja Ein Ganzes ausmacht, hervorging, zum Theil aber wohl von der Einwirkung des letzteren mitbestimmt seyn mochten. Aber all das geschah nach nothwendigem Bildungsgange; das Menschliche sollte sich in allen Richtungen versuchen und erstarken, auf vielfachen Wegen durch Irrthum die Wahrheit erfahren. Die Ansicht, als sey dieß alles zu vermeidende Strafe zufälliger Sünde gewesen, und was sich alles ultra-mystisch an sie anknüpft, erweis't sich der gesunden Wissenschaft als unhaltbar, so sehr sie heutzutage auch zur Mode gehört.

§. 57.

Zu keiner Zeit fehlte die Ahnung des Anders- und Besserwerdens ganz, zu jeder Zeit offenbarte sich in einzelnen menschlichen Erscheinungen das ferne Ziel. Ein besonderer Wendepunkt der ganzen Entwickelung trifft sicherlich mit der Erscheinung unseres Religionsstifters zusammen. Auch trat bald nach dieser Epoche im sogenannten Mittelalter eine schlafähnliche Ruhe und Zeit der Sammlung, der frischen, mehr innerlichen Gährung und neuen stilleren Keimung ein. Die Freiheit dämmerte aus der Willkühr auf, und sicherlich leben wir bereits in der Zeit, welche die Vereinzelung selbstthätig wieder zu einigen, das höher potenzirte Ganze aus derselben wieder zu gewinnen strebt; vorwärts schreitend, nicht rückwärts kriechend.

Fr. Schlegel — H. Steffens — J. J. Wagner a. a. O.

Schelling: Reden über das akademische Studium.

Desselben: Abhandlung über das Wesen der menschlichen Freiheit.

Leupoldt: Heilwissenschaft ꝛc.

Stunden der Andacht ꝛc. Bd. 8. Abschn. 1. und 2.

Fr. Ast: Geschichte der Philosophie. Landshut, 1807.

2.

Von einzelnen Erscheinungen im späteren Verlaufe der Entwickelung des Menschengeschlechts, welche, in einem dem Urzustande desselben ähnlichen gegründet, der späteren Zeit mit Recht außerordentlich und wunderbar dünkten.

§. 58.

Da Alles im Leben, von derselben Einheit ausgehend und zu derselben Einheit hinstrebend, zu Einem unendlichen Organismus gehört, so ist auch nichts absolut getrennt in ihm, alles vielmehr in ursprünglicher Verwandtschaft und in, wenn auch näherer oder fernerer, mittelbarer oder unmittelbarer Wechselwirkung. So gewiß für die vollkommneren irdischen Wesen die Willkühr, als Uebergangsform

vom

vom Instinkte zur Freiheit anerkannt werden muß, so wenig ist doch auch ihr Produkt alles bedingenden Zusammenhanges ledig oder rein zufällig. Im Gegentheil ist streng genommen für jede Lebenserscheinung der Grund von Ewigkeit gegeben, und leise und allmählig entspinnt sich ihr Anfang aus der unendlichen Kette der Vergangenheit, bis sie fertig deutlich auftritt, worauf sie eben so allmählig wieder verklingt, obwohl ihre Wirkung für alle Ewigkeit unverloren bleibt.

§. 59.

Die Fähigkeit und Wirksamkeit einzelner Lebenserscheinungen, also auch menschlicher Individuen, ist verschieden, nicht sowohl durch ein unwandelbares Schicksal geboten, als vielmehr durch Willkühr der Menschen selber erzeugt. Je nachdem der einzelne Mensch in seinem ganzen Lebensbestande kräftiger oder schwächer, reiner oder verdorbener, einseitig oder harmonisch entwickelt und erstarkt, mehr empfänglich oder mehr gegenwirkend ist: darnach ist auch jede seiner Lebensäußerungen und das Erzeugniß all seiner Wechselwirkungen nothwendig verschieden. Diese Verschiedenheiten im Extreme vorhanden, müssen auch auffallende, außerordentliche und wunderbare Erscheinungen verursachen; dieß um so mehr, je wenigere ihrer gleichzeitig vorkommen.

§. 60.

Die wunderbarsten, gläubig oder ungläubig, stets mit heiliger Scheu aufgenommenen Aeußerungen des Menschenlebens durch Einzelne scheinen ihren Grund in einer hohen Verfeinerung des ganzen Lebensinhalts zugleich mit einem hohen Grad der Wiederindifferenzirung seiner entwickelten Mannichfaltigkeit, und durch Aufopferung der selbstischen Willkühr wiederhergestellter innigerer Harmonie mit dem Gesammtleben, somit in einem Zustande, welcher theils und vorzugsweise der Urmenschheit naturgemäs war, theils ihr Ziel seyn wird, zu haben. Durch diesen Zustand ist nämlich nach dem Vorangeschickten unmittelbar ein Uebergewicht der Negativität, der Empfänglichkeit gegeben, wogegen die spätere willkührliche Lebensform durch Gegenwirkung und durch selbstisches Abschließen gegen äußere Wechselwirkung charakterisirt ist. Und so wird denn durch ein solches Ueberwiegen der Empfänglichkeit (Empfindlichkeit) einerseits, und durch die allmählige (stetige) Genesis jedes Lebensvorgangs anderntheils möglich, daß ein Individuum, das, da und dann bereits erfährt, wahrnimmt, was, wo und wann einem anderen mit minderer Receptivität noch verschlossen ist, ja, was von ihm vielleicht durchaus nicht erfahren wird.

§. 61.

Ein Aehnliches findet sich, in Bezug auf Vorgänge in der physischen Natur, häufig unter den Thieren, die fern von menschlicher Zucht in ungetrübter Harmonie mit der übrigen Natur leben, ihr selbst als homologere Glieder ganz hingegeben, so fern sie uns als Wetterpropheten u. s. w. erscheinen; auf eigene Weise im Grunde noch häufiger in der Pflanzenwelt und sonst in der untergeordneten irdischen Natur. Und so fallen denn vereinzelte Erscheinungen aus dem Menschenleben, die gewöhnlich für höchst räthselhaft gelten, wie Ahnung, Divination, Weissagung ihrem inneren Grunde nach mit den einfachsten Lebensäußerungen in niederen Kreisen, die dem Instinkte zugeschrieben werden, zusammen.

Vergl. Leupoldt: in Kiesers Archiv für den thierischen Magnetismus. Bd. 7. St. 2.

§. 62.

Dabei begegnen sich Vorauswissen der Zeit, und Fernwissen dem Raume nach, beides weniger nur auf quanti-

tiv

tiv erhöhte Lebendigkeit der einzelnen Erkenntnißorgane, als auf einer Verschmelzung derselben zu einem um so durchdringlicheren, auf Einmal allseitigeren, weiter reichenden und richtiger treffenden Erkennen beruhend; darum auch häufiger durch ein unmittelbares Schauen (Offenbarung) geschehend, als vermittelt durch eine erst mehr unbestimmte Gefühlsstimmung, die weiter entweder den Verstand zu einem dunklen Vergleichen, Urtheilen, Schließen u. s. w., oder die Phantasie mit ihrer (symbolischen) Bildersprache anregt und fortspielen macht. Im letzteren Falle gestaltet sich prophetischer oder divinatorischer Traum oder Vision.

Ueber das sogenannte Second sight der Einwohner der westlichen Inseln Schottlands siehe Kieser: Archiv für den thierischen Magnetismus. Bd. 6. St. 3. — Ueber das ähnliche auf Isle de France ebendaselbst, Bd. 7. St. 2.

Cicero: de divinatione.

C. Peucer: de praecip. gener. divinat. Witeb., 1560.

Hennings: Von den Ahndungen und Visionen. Leipzig, 1778.

§. 63.

So ragte durch die Orakel des Alterthums theils die Urwelt, wie durch einzelne Spätlingsfrüchte, unmittelbar weit in die spätere Zeit herein, theils griff diese in jene zurück. Denn diese Institute, so sehr später ihre Existenz und ihr Ruf durch manchen künstlichen Betrug mag zu fristen gesucht worden seyn, beruhten doch aller Wahrscheinlichkeit nach, theils auf noch besonders jugendlicher Lebenskräftigkeit einzelner Punkte der Erde, vermöge der sie fähig war, den ihr sonst schon abtrünnigen Menschen gewissermaßen noch einige Zeit in innigerer Sympathie fest zu halten, oder ihn wenigstens noch unmittelbarer zu gängeln — theils auf menschliche Individualitäten, die zu einer bereits außerordentlichen Indifferenzirung

zirung ihres ganzen Wesens hinneigten, was außerdem noch durch einzelne Mittel verschiedener Art unterstützt wurde.

Tempelschlaf der Alten.

Plutarchos: de defectu oraculorum.

Bibliothèque du magnet. animal. T. V. Paris, 1818.

Kieser: System d. Tellur. Bd. 1. S. 145. 266 u. f.

§. 64.

Im Allgemeinen entdeckt sich bei Sehern, Propheten, Sibyllen u. dergl. aller Zeiten leicht dieselbe Bedingung dieser außerordentlichen Erscheinungen. Ueberall nämlich auf vorausgegangene Ueberspannung des ganzen Lebensinhalts folgende um so stärkere Indifferenzirung desselben. Sowohl Nachrichten von dem Leben dergleichen Menschen, als der Charakter der einzelnen Zeiträume, in denen dergleichen Erscheinungen besonders häufig waren, sprechen laut dafür. In letzterer Hinsicht zeigen sich nämlich am fruchtbarsten stets kritische, vielbewegte Zeiten, wie die erste christliche, der Schluß des Mittelalters, die neueste Zeit. Immer waren es Entwickelungsepochen des Menschengeschlechts, in denen Altes mit Neuem heftig kämpfte, dadurch leicht zur Ueberspannung antrieb, die um so leichter in den entgegengesetzten Zustand umschlug, je geringeren Halt solche Zeiten überhaupt haben, weil das Alte nicht mehr und das Neue noch nicht herrschend ist. Darum kamen zu allen Zeiten solche Erscheinungen besonders häufig in dem an sich beweglichern, leichter zu spannenden und zu überspannenden weiblichen Geschlechte vor, besonders wenn eine kritische Zeit des Geschlechts mit einer Entwickelungsperiode des Individuums, so wie einzelne unterstützende Einflüsse zusammen treffen, z. B die Pubertätsentwickelung, Fasten u. s. w.

G. Arnold: Unpartheiische Kirchen- und Ketzerhistorie.

J. Z. Platner: De morbo ενθουσιαζοντων και ενεργουμενων. Lips., 1732.

Chr.

Chr. Thomasius: De crimine magiae. 1701.
Desselben: De origine et progressu inquisitionis contra sagas. 1712.
G. C. Horst: Dämonomagie ꝛc. 2 Thle. Frankf., 1818.
Desselben: Zauberbibliothek ꝛc. Mainz, 1821.
J. B. Porta: Magiae naturalis etc. lib. IV. Antwerpen, 1562.
Bibliothèque du magn. anim. T. II. Paris, 1817.
Osiander: Ueber die Krankheiten in den Blüthenjahren des weiblichen Geschlechts. Zweite Auflage. Göttingen, 1821.
Kieser: a. a. O. Bd. 2. S. 42 — 104.
Fortunis Liceti: De his, qui diu vivunt atque alimentis. Patav., 1612.

§. 65.

Mit dem Begriff eines solchen Indifferenzirens ist unmittelbar gegeben, daß sich, sofern es das ganze Menschenwesen betrifft, wie andere Gegensätze, so auch Leibliches und Seelisches sich gegenseitig nähern, und in Einem dritten aufgehen. Und daraus folgt, wird es nicht ungebührlicher Weise einseitig und falsch (abstrakt) auf sogenannte dynamische Weise betrachtet, daß die gesammte Substanz des Menschen eben dadurch eine, im Ganzen zwar der Materialisirung sich mehr zuneigende, aber zugleich lockrere, subtilere, beweglichere und empfindlichere Form eingehe, die auch das sonst unter eigener Form, minder materiell, bestehende Seelenleben bis auf einen hohen Grad mit begreift. Aehnlich, wie in niedrigerem Bereiche des Lebens, beim Trunkenbolde auf den Zustand oft wiederholter Ueberreizung Wassersucht eintritt, als Produkt des entgegengesetzten Zustandes, der Indifferenzirung und Reduktion in das (nähere) Element: — so erfolgt nach Ueberspannungen in höheren Bereichen des Lebens ein entsprechender entgegengesetzter Zustand, dessen Produkt (wenn man nicht über die Form die Materie vergißt) eben darum eine subtilere Substanz, ein ferneres Element seyn muß, das in seiner äußersten Feinheit organischer Aether genannt werden mag.

Vergl. Leupoldt: Heilwissenschaft rc. — Desselben: De vita cerebri. — v. Eschenmayer nahm etwas Aehnliches an, ohne es hinlänglich zu deduciren. — Viele Aeltere haben es ähnlich gemacht, viele Neuere beten es nach. — Kieser über der Polarität das Polare, über Form den Inhalt vergessend, mag gründlicher dagegen beweisen, oder zugeben.

§. 66.

Die Substanz, im Ganzen die nächste Verwirklichung der Lebenskraft selbst, von der eine besondere Form naturgemäß neben der relativ festen Form der Nervensubstanz als zweites relativ flüssiges Element alles Nerven- und besonders das Hirnleben bedingt (vergl. mein Spec. physiol. de vita cerebri), ist in ihrem ganzen Umfang wahrhaft die mittlere Quintessenz des ganzen Menschenwesens, und erscheint, wo der bisher mehr von Seite der Empfänglichkeit betrachtete Grundzustand, vorzugsweise als Medium der (magischen) Gegenwirkung in Betracht kommt, als kräftigst wirkende Potenz. Dieß Zugestehen wird leicht fallen, wenn wir an die mächtige Wirksamkeit der zwar analogen, aber weit niedrigeren Substrate der mineralmagnetischen, elektrischen und galvanischen Wirkungen im Bereiche des unorganischen Lebens erinnern.

Nur abstrakte Verwöhnung, für alle lebendige Naturauffassung verdorben, möchte in dieser Ansicht plumpen Materialismus finden. Vergl. Steffens: Anthropol. Bd. 1. S. 21.

§. 67.

Tritt mit diesem Medium ein kräftiger Wille in Verbindung, dem es nothwendig zugänglicher seyn muß, als irgend palbablere Masse, so ist es kein Wunder, wenn das erwirkt wird, was Mangel an Erklärung Wunder nennt.

nennt. Und so erklärt sich in der That die uralte Magie, das frühere und spätere Wunderwirken der christlichen Welt, ältere und neuere Zauberei, Hexerei u. dergl., fern sey es jedoch, alles gläubig anzunehmen, was Unkunde, Schwärmerei, Betrug u. s. w. dafür ausgeben.

Vergl. J. J. Wagner: Religion, Wissensch. 2c. §. 3. (Heidenthum), wo das von Schubert: Symbolik des Traums, Bamb., 1814. über das Gangliensystem Gedichtete leider ungeprüft zur Erklärung gebraucht ist.

J. C. Passavant: Untersuchungen über den Lebensmagnetismus und das Hellsehen. Frankf., 1821.

§. 68.

Mittelst dieses noch wenig anerkannten Mediums, das nothwendig nach seiner eigensten Qualität genau der gesammten Individualität entspricht, wirken wohl die Menschen im alltäglichsten Lebensverkehr vielfältig auf einander; indem sie dadurch theils ohne Wissen und Wollen polare Zustände in einander hervorrufen, theils absichtlich, wenn sie auch weder das Wie, noch selbst die Möglichkeit einer solchen unmittelbaren Weise der Wechselwirkung einsehen. Genauere Beobachtung und empfindlichere Organisationen liefern durch einzelne Züge der Sympathieen und Antipathien, Geschlechtsliebe u. dergl. dazu Belege genug. Dergleichen Wechselverhältnisse gleichen sich entweder gegenseitig mehr aus, oder eine Individualität überwiegt die andere so sehr, daß die unkräftigere von jener bis auf einen hohen Grad subordinirt, assimilirt, besessen und regiert wird.

§. 69.

Dieses Medium ist es sicherlich auch, was häufig von in der Seele hausendem Wahne bewegt, entsprechend gestaltet, nach außen reflektirt, und nun dem Wähnenden selber objektiv wird; und dadurch materieller Weise die

Phantasmata, Visionen, Erscheinungen und dergleichen begründet. — Dieß und das Vorhergenannte machte lange genug ein eigenes Gebiet des mystischen Glaubens neben der Wissenschaft aus; allmählig bemächtigt sich aber letztere seines Inhalts, sondert von schlechter Naturwissenschaft, krankhafter Schwindelei und böswilligem Betrug erzeugte Spreu vom Waizen, und erkennt und behandelt letzteren als ihr Objekt, sich wenig kümmernd um blinde Glaubensschwärmerei einerseits, und schaale Ueberaufklärung andrerseits.

Leupoldt: Heilwissenschaft, Seelenh. und Lebensmag. ꝛc.

§. 70.

Noch gibt es in jeder Zeit häufige Zustände, die dem Wesentlichen nach mit dem bisher Betrachteten übereinkommen, und daher auch ähnliche Erscheinungen liefern. Dahin gehört z. B. der Zustand des Rausches, aller Begeisterung u. s. w. — Auch manche Krankheitsformen bestehen ihrem Wesen nach in einem sehr ähnlichen Zustande, und sind daher auch von ähnlichen Wirkungen begleitet, z. B. gewisse Arten der Schwindsucht, Nervenfieber u. s. w. — Endlich kann ein solcher Zustand auch nur örtlich bestehen, wie z. B. erfrorne oder sonst direkt oder indirekt durch vorhergehende Ueberreizung depotenzirte und indifferenzirte Glieder, die darum ebenfalls Wetterpropheten, sogenannte Kalender u. dergl. abgeben.

Leupoldt in Kieser's Archiv f. d. Thierw. 7. 2.

3. Von

3.
Von Schlaf und Traum, als dem Urzustande der Menschheitsexistenz, naturgemäß fortwährend analogen Zuständen.

§. 71.

In allem Einzelleben werden naturgemäs fortwährend nach einem bestimmten Rythmus die Gegensätze bis auf einen gewissen Grad wieder in ihre ursprüngliche Indifferenz zurückgeführt, um sich mit erneuerter Lebenskräftigkeit um so kräftiger wieder zu entzweien und zu spannen. So verhält sich jedes Einzelleben bald vorherrschend indifferent, bald vorherrschend different. Jener Zustand ist der Schlaf, dieser das Wachen.

§. 72.

Die jetzt sehr gewöhnliche Ansicht von dem Wesen des Schlafes und des Wachens, als eines alternirenden Vorherrschens des Physischen und Psychischen am Menschen, hält sich theils an die bloße Erscheinung, anstatt deren bedingendes Wesen zu erforschen — theils deutet sie falsch, ja schiebt sogar falsches unter. Denn zwar ist das menschliche Leben unter der Form des Wachens vorherrschend selbstbewußt, allein der selbstbewußtere Lebensbestand ist ja selber erst abzuleiten, und geht auch in diesem engen täglichen Wechsel von Wachen und Schlafen, wie im großen Gesammtleben auf und unter, aus Krieg und Frieden der gegensätzlichen Einzelnheiten, welche die menschliche Individualität integriren. — Wenn man aber ferner den Schlaf wesentlich bedingt werden läßt vom einseitigen vorherrschenden vegetativen Leben, und sich dazu berechtigt glaubt, durch das Daseyn vermehrter Secretionen, vermehrten Turgors u. s. w.: so sprechen die meisten Erscheinungen des

des Schlafes, genauer betrachtet, gegen das Vorherrschen des Vegetativen, wie jeder einzelnen Lebensthätigkeit, was besonders auch der Winterschlaf der Thiere und Pflanzen deutlich beweißt. Und auch zugegeben die Sekretionen!, der Turgor u. dergl. seyen vermehrt, so ist diese Erscheinung viel natürlicher als Produkt des mehr und mehr zur Indifferenz, somit nach theilweiser Auflösung in das Element, in Wäßriges, Gasiges, Aetherisches, strebenden Lebensinhalts zu erklären.

Troxler: Versuche in der organischen Physik. Wien, 1804. — Wilbrand: Physiologie des Menschen. Giesen, 1815, u. A. Aehnlich, wie hier die Läuterung des Lebens ins Selbstbewußtseyn; findet sich allenthalben von Asketen, Pietisten u. s. w., wenn auch mit zu schwarzer Farbe aufgefaßt die höhere religiöse Läuterung aus hartem Kampf sowohl mit der äußeren Welt, als mit der Anforderung der eigenen Sinnlichkeit abgeleitet. Vergl. Fr. v. Baader in den meisten seiner kleinen Schriften.

§. 73.

Noch weniger genügend ist die neueste Kieser'sche Anknüpfung des Wachens und Schlafens an die Ausdrücke tellurischer und solarer Pol des Lebens, Tag- und Nachtleben. Denn vor allem muß es doch höchst sonderbar bedünken, daß gerade nur das Schlechtere an den irdischen Einzelwesen, das daher der ja nur ins Leben eingeschwärzten Krankheit gleichzusetzen sey, der Erde, dem Erdgeiste, selber angehören soll, das Beste aber der Sonne. Dann kann es nicht entgehen, daß ja die Erde betrachtet als Träger der deuteroorganischen Welt, selber wechsele zwischen Schlafen und Wachen, daß ersterer Zustand da und dann eintrete, wo und wann die aufschließend, vereinzelnd, differenzirendwirkende Spannung mit der Sonne nachläßt, zu welcher Zeit denn auch die Erde zum Theil durch Thau, Nebel, Regen ins Element zurückgeht. Und so gehen denn endlich überall Nacht und Schlaf nicht aus-einander, sondern miteinander aus Einer Ursache hervor, aus Nachlaß der gegensätzlichen Spannungen, aus Indifferenzirung.

Vergl. Kieser: System d. Tell. Bd. 1. S. 37. u. f.

§. 74.

Schlaf und Wachen gleichen sich aus im Traume, der daher vor Allem den Uebergang des einen Zustandes in den andern begleitet. Der Traum wird begründet durch nach oder wieder rege Differenzen des zur Indifferenz über- oder wieder aus ihr hervorgehenden Lebens. Jene entgegengesetzten Zustände alles Individuallebens gehen, wie jeder Lebensvorgang, allmählig in einander über, indem die organischen Einzelheiten desselben in gewisser Reihenfolge ihre Selbstheit bis auf einen gewissen Grad aufgeben, und in entgegengesetzter Ordnung wieder eingehen. In Schlaf, Traum und Wachen wiederholen sich die Grundformen des ganzen menschlichen Lebens (Instinkt, Willkühr, Freiheit), dem täglichen Umschwung des menschlichen Individuallebens mittelst ihrer die Hauptperioden der Geschichte der Menschheit. Schlaf und Traum müssen daher auch Lebenserscheinungen darbieten, die ihrem Gehalte nach, dem früheren Lebenszustande der Gattung entsprechen.

§. 75.

Letzteres findet sich auch in der That in dem sogenannten Ahnungenhaben, Sichsehen- und Hörenlassen des Nachts überhaupt, und besonders in der Vorbedeutsamkeit (Divination) der Träume. Zwar kann das Dahingehörige vielfach entstellt werden; vieles kann diesem Gebiete zugeschoben werden, was ihm nicht angehört; vieles aus Unkunde, sich selbst betrügender Schwäche, schaalem, unkräftigem ultramystischen Wesen

u. dergl.

u. dergl. dahin bezogen werden, ohne inneren Grund und wesentlichen Zusammenhang; allein leicht kann auch zu viel aus diesem Bereiche übersehen werden; einseitiges Verstandeswesen kann die ganze Sache gar leicht mit Unrecht auf Einmal weit von sich werfen; seichte, dummstolze Ueberaufklärung leicht für nichtssagend halten, was alltäglich ist.

§. 76.

Ist namlich das Nachtleben überhaupt wesentlich begründet durch relative Indifferenzirung des ganzen Individualwesens, so ist in ihm nach dem Vorhergehenden zwar zugleich auch größere Instinktmäßigkeit, aber auch erhöhete Empfänglichkeit, allgemeinere Empfindlichkeit, Sinnheit des ganzen Wesens einerseits gegeben. In diesem Betrachte ist zwar das Individuum seiner selber mehr entsetzt, sich selber weniger behauptend, am wenigsten aber in einzelnen Lebensrichtungen, wie in den Sinnen, der Reflexion u. s. w. vorherrschend thätig; dagegen aber um so tiefer und mit so näherer Verwandtschaft und innigerer Sympathie in das allgemeine Leben versenkt; um so ungehinderter, leichter, leiser und ungetrübter spiegelt sich auch in seiner Empfindung alles ab. — Andrerseits hat aber während des Nachtlebens auch die Gegenwirkung ihr Eigenes. Zwar ist sie im Allgemeinen geringer, geschieht weniger in geschiedenen Beziehungen und weniger mit Selbstbestimmung. Allein ihr steht nun gerade das allgemeinste Medium, das zugleich das unmittelbarest wirkende, weitest reichende, durchdringendste ist, zu Gebote (organischer, Lebens-Aether).

§. 77.

Leichter also als im relativen Wachen oder Tagleben wird also im Zustande des Nachtlebens, in welchem sich relatives Wachen, Schlafen und Träumen vielfach mischen können,

können, ferneres, leiser sich Aeußerndes empfunden, erfahren werden können; leichter auch unmittelbar und total in größere Ferne gewirkt werden. Freilich muß auch beides unbewußter, unbestimmter geschehen, um so mehr, je mehr es im eigentlichen Schlafe geschehend angenommen wird. Ueberhaupt ist ja nothwendig Leben, und das ganze Leben im Schlafe wie im Wachen; nur auf verschiedene Weise in beiden, und was in ersterem gelebt wird, bleibt nur größtentheils dem Wachenden verborgen. Ein Leben, das eigentlich von Zeit zu Zeit stille stehen mußte, um wieder eine Zeitlang gebührlich fortleben zu können, wäre ein sehr unlebendiges Leben.

§. 78.

Das Schlafleben greift in das Wachleben nur mit seinen letzten Aeußerungen im Uebergange zu letzterem ein. Ein Aehnliches findet Statt im sogenannten thierischen magnetischen Zustande; ganze, größere und kleinere Abschnitte, die für die übrigen Beobachter lebendig genug sind, sind für das sie lebende Individuum gar nicht. So können denn allerdings im Nachtleben Erfahrungen und Wirkungen Statt finden, die zwar, nach Hergang und Resultat, unbestimmter, allgemeiner, auch dunkler und leiser sind, die aber doch nach Zeit und Raum die Grenzen der wachen Empfindung und Wirkung überschreiten, und daher nur, in Bezug auf das Tagleben, das Außerordentliche der Ahnungen haben.

§. 79.

Durch innigere Verschmelzung des Leiblichen und Seelischen im Nachtleben ist aber, wie einestheils jenes allgemein zum Empfindenden gesteigert, so anderntheils dieses mehr zu seiner niedrigeren Aeußerungsweise herabgezogen. Der Verstand ist dabei mit dem höheren Selbstbewußtseyn bis auf einen hohen Grad verloren gegangen.

Statt

Statt der einzelnen Sinnen und der Vernunft, herrschen nun der Gemeinsinn und die Phantasie vor. Sobald nun der tiefere Schlaf dem Wachen sich mehr nähert, sobald wieder mehr Bewußtseyn und die Verstandesoperationen, wie Reflexion rc. erwachten: so wird auch von ihnen die Phantasie, in Bezug auf die empfangenen dunklen Totaleindrücke, in Bewegung gesetzt; und diese wirft dem zum Theil nur an dem Gegebenen (Erfahrnen) haltend, zum Theil mit Willkühr ändernd und verknüpfend, das Empfundene objektivirend, entweder in Traumbildern oder in wirklicher Erscheinung, Vision (Hören- und Sehenlassen) außer sich.

§. 80.

Besonders hiebei kann nun eben so leicht zu wenig als zu viel zugegeben werden. Zu wenig, sofern (wie übrigens, bei aller Freigebigkeit, Kieser thut) jede κατ' ἐξοχην sogenannte Erscheinung für subjektiv genommen wird; zu viel, wenn alle für objektiv gehalten werden. Der vorige §. erklärte die Subjektivität derselben. Die Objektivität begreift sich so: im Nachtleben sind Raum- und Zeitschranken auch für die, wenn auch unbewußte und unbestimmte Einwirkung erweitert; auch der Einwirkende lebt mehr in der Phantasie, obwohl er dieselbe mit einem nicht ganz unbedeutenden Grade der Selbstbestimmung handhaben kann; im Nachtleben endlich ist das Materiale, wodurch die Phantasie wahrhaft Schöpferin von, wenn auch noch so nichtigen und flüchtigen, wirklich objektiven Lebensäußerungen wird, im Uebermaße vorhanden (Aether). Und durch all' dieses kann auch wirklich ein Individuum dem andern, selbst bei wachen Sinnen des Letzteren, Erscheinungen veranlassen, die zwar nicht mehr objektiv sind, als die im vorigen §. erwähnten; die aber doch nicht von dem wahrnehmenden Subjekt selber erzeugt wurden.

Wegen der Nothwendigkeit, daß sich dazu die eigene nächtliche Empfänglichkeit einerseits, und Wirksamkeit andrerseits begegnen, finden sich auch die Erscheinungen in der Regel bei Nacht oder bei schlafähnlichen, träumerischen Zuständen außerdem.

J. H. Jung — Stilling: Theorie der Geisterkunde. Nürnb., 1808.

§. 81.

Durch die leisere und weiterreichende Empfindlichkeit im Nachtleben ist denn nun auch der Traum möglicher Weise vorbedeutsam (divinatorisch, prophetisch ꝛc.). Im Traume überhaupt ersetzen Einbildung und Phantasie den durch die Unthätigkeit der äußeren Sinne bedingten Verlust der Außenwelt; aber auch außerdem ist aus der auch im Traume nothwendig gesetzten größeren Indifferenzirung des Menschenwesens unmittelbar folgend, die Sprache der Gestalten dieser Traumwelt selber wieder die der Phantasie und daher poetisch, symbolisch; darum bedarf sie noch einer Deutung, einer Uebersetzung in trockne Prosa.

§. 82.

Reiz für diese Empfänglichkeit können nicht nur körperliche oder Seelenzustände des Träumenden selber seyn, sondern auch außer ihm Befindliches aller Art. Je stärker seine Einwirkung, die, ohne jedoch Wachen zu erzeugen, in das schwache Selbstgefühl trifft: desto lebhafter wird der Traum; und wie bei aller Wechselwirkung Ein- und Gegenwirkung ein mittleres Produkt geben, so auch hier. Je überkräftiger aber und je bestimmter die Einwirkung, desto genauer wird der Traum in ihrer Richtung und Art fortspielen, ohne mehrere fremde Zumischung und Unterbrechung.

Es erhellt leicht hieraus, wie ein wachender Mensch für einen Andern Schlafenden, ein willkührlicher Traumreiz werden könne, d. h. wie man einem Anderen möglicher Weise ungefähr dieses oder jenes Be-

 stimmte

stimmte könne träumen machen. Vergl. Wesermann in Kieser's Archiv für den thierischen Magnetismus, Bd. 6. St 2.

§. 83.

Da nun im leisesten, fernsten Anfang jedes Lebenshergangs, der einen Reiz zum Träumen abgeben kann, auch schon sein Fort- und Ausgang implicite, potentia, im Differentiale, oder wie man es ausdrücken will, enthalten sind, aber nur der feineren Empfindlichkeit schon jetzt, vor ihrer deutlichen Verwirklichung, bemerkbar werden: so wird der Traum, in Bezug auf den Traumreiz, weissagend, vorherverkündend. Doch darf mit diesem Hergange nicht ganz verwechselt werden derjenige Zustand eines höchst noch an Wachen grenzenden Schlafs und Traums, vermöge dessen man, der Zerstreuung durch die der Außenwelt zugerichteten äußeren Sinne, so wie der häufigen Irreleitung der egoistischen Willkühr großentheils überhoben, sehr gewandt denkt, sehr sicher sich entschließt, geläufig Verse macht u. s. w.

Diesen Unterschied macht schon Artemidorus in seinem Traumbuch (Oneinocritica Lutet. 1603. Cap. 2. p. 6. „Somniorum alia sunt speculativa (Δεωρημκτικοι), alia allegorica (αλληγορικοι)."

§. 84.

Aber auch bei jenem tieferen, eigentlicheren Traume ist die Deutung stets eine mißliche Sache, weil wegen mitunter leicht momentan, gänzlich erlöschenden Selbstgefühls auch der Traum häufig unterbrochen wird, und sich häufig ein kurz darauf neuerregter, übrigens vielleicht ganz fremdartiger an den vorhergehenden anknüpft, und so Ein Ganzes mit ihm zu machen scheint, weil ferner häufig der Traumreiz gleich anfangs nach dem Associationsgesetze des Contrastes, der aber von der zu schwachen Aufmerksamkeit leicht für das Gegentheil genommen wird, wirken kann;

kann; in welchem Falle das Entgegengesetzte des im Traum Gelebten der künftigen Wirklichkeit gilt u. dergl. m.

Dieß zum Theil der allzu hoch angeschlagene „rapide, geisterhafte Gang" der Traumsprache und die in ihr sich offenbarende „Ironie des versteckten Poeten" nach Schubert: Symbolik des Traums. — Kieser a. a. O. erklärt diese Ironie flüchtig aus dem Gegensatze des Tag- und Nachtlebens überhaupt.

G. F. Ch. Greiner: der Traum und das fieberhafte Irreseyn 2c. Altenb. und Leipz., 1817.

Jean Paul Fr. Richter: Museum, Stuttg. und Tüb., 1814. Blicke in die Traumwelt.

John Walles: Treatise on the Incubus of Night — Mare, disturbed sleeps, terrific dreams and nocturnal visions etc. Lond., 1816.

Fr. v. Meyer: Blätter für höhere Wahrheit, 1ste, 2te und 3te Sammlung.

C. P. Moritz: Magazin zur Erfahrungsseelenkunde.

§. 85.

Daß das Sprichwort: „Träume sind Schäume" dessen allen ungeachtet seine häufige, nur nicht unbedingte Anwendung findet, leidet keinen Zweifel. Die unbedeutendsten Reize können Träume erregen, unbedeutende andere, gegen jene vielfach heterogene, können ein buntes, planloses Gemische derselben erzeugen, das sich in den untergeordnetsten, erbärmlichsten Lebensbeziehungen bewegt; wie denn auch das träumerische Wesen am relativ Wachenden häufig ein seichtes, haltloses Gefasel ist. Dennoch ist ein Schaum nicht gar nichts, und möglicher Weise ein um so gemeßnerer ernsterer Lebenshergang, je ferner er dem Wachen steht; denn nur zwischen vollendetem Schlafe und vollendetem Wachen, zwischen völligem Instinkte und völliger Freiheit hauset die wirrige Willkühr. Darum ist die ganze mittlere Menschheitsgeschichte füglich ein bunter Traum zu nennen, der den Uebergang macht, von nothwendig beherrschender Gesetzlichkeit zu frei anerkannter.

Möchten die Aerzte doch Träume besser, als gewöhnlich geschieht, für ihre Diagnosen, Indikationen u. s. w. zu benutzen verstehen!

4.

Von der (formell) vollendetsten Wiederholung des Urzustandes der Menschheit in den Erscheinungen des sogenannten Lebensmagnetismus der neuesten Zeit.

§. 86.

Durch die, in der neuesten Zeit ein Gegenstand der Natur- und Heilkunde gewordenen Erscheinungen einer eigenthümlichen, sonder- und wunderbar scheinenden Lebensform des Menschen, die am häufigsten mit dem Namen thierischer oder animalischer Magnetismus, auch Zoomagnetismus, Somnambulismus, Neurogamie, Siderismus, Mesmerismus, Lebensmagnetismus, Tellurismus u. dergl. bezeichnet worden ist, erschien die älteste Urweise, so viel nur immer möglich, in der jüngsten Menschheitsgeschichte wiederholt. Aehnlich, wie etwa (nach Steffens a. a. O.) der wahrscheinlich metallische Kern der Erde sich an dem äußersten Erdumfang in der Basaltbildung wiederholt. Zwischen den hieher gehörigen Erscheinungen und den bisher (2 und 3) betrachteten, findet die wesentlichste Verwandtschaft Statt; allein in denen des Lebensmagnetismus der neuesten Zeit, ist die Eine Grundweise des Menschenlebens, der Form nach, noch bei weitem vollendeter ausgeprägt, dem Inhalte nach, in einer verschiedenen Richtung begriffen.

Die Benennung „Lebensmagnetismus" wird beibehalten, weil die übrigen bald zu eng und einseitig, bald zu weit, bald überhaupt unpassend scheinen, und selbst die von Kieser gewählte und durch seine Ansicht ge-

rechts

rechtfertigte „Tellurismus“ nebst der ganzen Ansicht nicht gebilligt werden kann. — Eine Benennung fordert doch die Kürze des Ausdrucks, und Magnetismus bezeichnet auch in ursprünglicher Anwendung das innerlich Einigende eines äußerlich Mannichfaltigen.

§. 87.

Obwohl alle lebensmagnetischen Erscheinungen im Allgemeinen, und blos formell betrachtet, wesentlich gänzlich gleichbegründet sind mit der Urweise der Menschheitsexistenz, nämlich durch Indifferenzirung des Menschenwesens: so waltet, dem Inhalte nach, doch auch ein bedeutender Unterschied ob. Dieser besteht aber nicht etwa hauptsächlich darin, daß in der Urzeit das Menschenwesen naturgemäs allgemein nach wenigen in die gesetzlichen Differenzen gegensätzlich auseinander getreten war, wogegen jetzt in einzelnen Fällen ein enormes Wiederindifferenziren Statt findet: sondern darin, daß einst jene Lebensform vorherrschend das Physische am Menschen betraf, und ihn vorherrschend an die physische Erdnatur knüpfte, dagegen jetzt vorherrschend das Psychische des Menschen betrifft, und ihn vorherrschend an die Welt des freien Geistigen bindet.

§. 88.

Dennoch bezeichnet der Zustand des Lebensmagnetismus keine Erhebung der ganzen Menschennatur, sondern ein Herabziehen derselben; in ihm herrscht, wie im Urzustande der einstigen Menschheit, der vollendetste Instinkt, nur einst der physische, jetzt der geistige. Und obwohl die Form der Freiheit, die höchste für Menschenexistenz, auch in Unterredung unter eine feste Gesetzlichkeit besteht, so wird sie doch naturgemäs mit vollendetem Selbstbewußtseyn und unmittelbarer freier Unterordnung der Differenzen als solcher (ohne mittelst ihrer wirklichen Indifferenzirung)

zirung) eingegangen, was von dem lebensmagnetischen Zustande nicht gilt.

§. 89.

Vielmehr ist der lebensmagnetische Zustand der neuesten Zeit im Ganzen das Produkt einer umschlagenden frühreifen Anstrengung, die Freiheit des Lebens zu erringen, der es aber an Kraft zur Vollendung fehlt; dieß zeigt sich im Einzelnen deutlich in den nah verwandten Entzückungen (Ecstasen) überfrommer Schwärmer. Demnach ist auch die Häufigkeit der lebensmagnetischen Erscheinungen, die allerdings von der einen Seite hie und da ungebührlich überschätzt, noch auffallender und unbegreiflicher aber von sonst selbst groß genannten Aerzten und Naturforschern unbegriffen, ja ungesehen, verlacht und verurtheilt wurden und noch werden, ein Zeichen einer beginnenden Hauptentwickelungsperiode des Menschengeschlechts unserer Zeit. Was sonst Einzelnes als ihre Ursachen angeführt werden mag, ist selber nur Symptom jener Entwickelung.

§. 90.

Mit Indifferenziiren der organischen Mannichfaltigkeit eines Individuallebens ist gleichbedeutend: Verlust des Selbstbewußtseyns und der freien Selbstbestimmung, oder auch: sich selbst auf- und hingeben. Damit aber ist wieder gleichbedeutend: ein engeres Anschließen an anderes Individualleben, ein innigeres Sympathisiren, ein innigeres Zusammenfließen und Einswerden mit demselben. Dieß Alles muß also dem Begriffe nach von dem menschlichen Individualleben im lebensmagnetischen Zustande in hohem Grade gelten, und die Erfahrung hat es bestätigt. Damit in Verbindung gebracht die durch jene Lebensform zugleich nothwendig bedingte leisere und totalere Empfindlichkeit einerseits, und die Erweiterung des Wirkungskreises andrerseits: so erhellt sogleich im Allgemeinen sattsam die

die Möglichkeit des ungewöhnlich ausgedehnten und unvermittelten (d. h. durch nichts besonderes Einzelnes vermittelten) Mit-, Vor- und Fernwissens und Wirkens.

§. 91.

Dieser Zustand kann mehr oder weniger allgemein seyn, je nachdem er unmittelbar den ganzen Lebensinhalt eines Menschen betrifft, oder vorzugsweise nur ein gewisses Lebensgebiet. Er erzeugt sich allmählig entweder aus gleichzeitiger (harmonischer) Ueberspannung der einzelnen Lebensthätigkeiten, oder aus excentrischer Einseitigkeit der einen oder der anderen: in beiden Fällen als jenseitig extremische Wiedererschlaffung. Dazu wirken entweder mancherlei äußere Einflüsse ganz allmählig ein, oder die freie Selbstbestimmung des nachher ergriffenen Individuums selber ist das hauptsächlich verursachende, oder ein bestimmter Gegenstand, ein gewisses Individualleben erwirkt vor allem den Zustand im anderen, aber wiederum entweder mehr ohne Wissen und Wollen, oder mit Absicht nach Grundsätzen der Wissenschaft und Regulativen der Technik.

Kieser beschränkt den Begriff nur auf die letzte Erzeugungsweise. System d. Tell., Bd. 1. §. 2. Anmerk. 3. — Dabei dringt sich aber die Frage auf: Warum denn, wenn die ganze Lebensform wissenschaftlich begründet werden soll, gerade nur die ärztlich therapeutische Seite hervorheben? Zumal da im Verfolg jenes Werks doch alles Einschlägige in die Betrachtung hereingezogen wird?

§. 92.

Ein Individuum, das nach Grundsätzen der Wissenschaft und nach Regulativen der Technik jenen Lebenszustand hervorzurufen strebt, wird ein Magnetiseur, Magnetist genannt; ein Individuum, seinem ganzen Lebensinhalte nach, in denselben versetzt, ein Somnam-

bul.

bul. Der Magnetiseur muß begreiflich stets eine relativ lebenskräftigere, selbstständigere (geschlossenere, egoistischere) Individualität seyn, als der Somnambul. Das Grundverhältniß beider, ist stets ein Unterordnen (Subsumiren) dieses unter jenen. Des Somnambuls Zustand wird gewöhnlich Somnambulismus genannt.

§. 93.

Somit ist der Somnambulismus nur das in einzelnen Fällen im Extrem hervortretende allgemeinste Lebensverhältniß, nämlich der Abhängigkeit des Niedrigeren vom höheren, des Einzelneren vom Ganzeren. Was überhaupt das Erdganze zu seinen einzelnen Geschöpfen, was der gesammte Organismus, in Bezug auf einzelne Lebensrichtung und Organe in ihm, was z. B. das Gehirn, in Bezug auf alle Theile des physischen Organismus, was der Wille, in Bezug auf alle übrigen Seelenthätigkeiten naturgemäs ist; das ist der Magnetiseur in Bezug auf den Somnambul. Letzterer schmilzt, vermöge des lebensmagnetischen Verhältnisses, des Rapports, zu ersterem mit diesem zusammen, reiht sich ihm als ein untergeordneter Theil an, wird ihm leib- und seeleigen.

§. 94.

Dieß geschieht aber in gewissem Grade, bei jeder übermäßigen Einwirkung; jede Hauptursache einer Krankheit, in jeder Weise der Wechselwirkung, thut ein Gleiches. Dieß tritt besonders in der vorzugsweise sogenannten Ansteckung deutlich hervor; es findet sich in jedem Lebensverhältnisse, in welchem Eines vom Anderen überwunden wird. Ueberall nimmt dann das Ueberwundene die Lebensstimmung des Ueberwindenden mehr oder weniger vollständig in sich auf, und führt sie in sich durch, lebt einerlei, ja Ein Leben mit diesem. Das geschieht, indem ein Individuum eine Krankheit besteht, indem der Liebende den

Launen

Launen des Geliebten fröhnt, der Schüler einen als seinen Lehrer und Meister anerkennt und verficht. Das Alles ist im Somnambulismus nur auf's Extrem getrieben, kann aber uns durch das angegebene Wesen (nächste Ursache) in die Erscheinung treten.

§. 95.

Darum hat denn auch die Erfahrung das jugendlichere Alter, und vor Allem das weibliche Geschlecht, also das weniger aufgeschlossene, schwächlich beweglichere, weniger selbständige Leben, als des Somnambulismus vorzüglich fähig gezeigt, dagegen das reifere Alter und besonders das männliche Geschlecht, also das differentere, egoistischer firirte und kräftiger geschlossene Leben, als zu Magnetiseuren geschickt bewiesen.

Schwerlich möchte daher zu irgend einer Zeit, wie Kieser a. a. O. Bd. 1. S. 361. glaubt, das Weib die Rolle des magnetisch heilenden Arztes ganz übernehmen. Auch zu dieser Annahme konnte nur die Nichtunterscheidung höherer und niederer Pole von Spannung und Nachlaß (Ausgleichung) der Polaritäten verleiten. Wegen dieser vorzugsweisen Empfänglichkeit des weiblichen Geschlechts für den Somnambulismus wird künftig auch immer die Somnambule, und aus dem umgekehrten Grunde der Magnetiseur gesagt werden. Aber recht eigentlich tritt dabei die Urweise der Menschheitsexistenz wieder auf in der Indifferenzirung beider Geschlechter im magnetischen Rapport.

§. 96.

Dennoch ist dieses — das Ueberwundenwerden einer minder selbständigen, in sich geschossenen Individualität durch eine selbstständigere, abgeschlossenere, und also auch das entgegengesetzte Extrem der höchsten Indifferenzirung Getriebenwerden durch höchste Differenzirung — nicht die einzige Weise der Erzeugung des Somnabulismus, welches vielmehr nur die indirekte ist. Es findet noch eine

eine andere direkte Statt, nämlich (direkte) Ansteckung mit einem dem Wesen des Somnambulismus nahe kommenden Lebensbestande einer dennoch im ganzen lebenskräftigeren, überwiegenden Individualität gegen eine andere bereits ähnlich gestimmte, aber schwächere.

Darnach mag das von Kieser a. a. O. Bd. 1. §. 115. über die Eigenschaften des gesunden Magnetiseurs Gesagte modificirt werden müssen.

§. 97.

Wie eine solche Wechselwirkung zwischen Menschen und Menschen Statt findet, so gibt es eine solche auch zwischen ihm und Dingen aus allen Kreisen des irdischen Lebens. Im letzteren Falle ist aber das Produkt ursprünglich immer partieller, und kann nur durch nachfolgende eigenthätige Verkettung im menschlichen Organismus allmählig allgemein werden. Daher Pflanzen als Magnetiseure wirken können, ohne daß man anzunehmen braucht, es müßte ihnen erst das Wirksame von einem menschlichen Magnetiseur mitgetheilt seyn (magnetisirte Bäume). Eben so Thiere und anorganische Substanzen, worauf die Anwendung der sogenannten magnetischen, siderischen rc. Baquets (Behälter) beruht. — Und wie umgekehrt alle diese Dinge selber in einen dem Somnambulismus des Menschen analogen Zustand gerathen und versetzt werden können: so können andere Wesen und Substanzen aus allen Reichen der irdischen Natur diesen Zustand auch wieder hemmen und aufheben. Doch ist die Eintheilung in magnetische (tellurische) und antimagnetische (antitellurische) Potenzen sehr relativ.

Caullet de Veaumorel: Lehrsätze des Herrn Mesmer. Strasburg, 1785.

K. Chr. Wolfart: Mesmerismus rc. Berlin, 1814.

Kluge: Versuch einer Darstellung des thierischen Magnetismus. Zweite Auflage. Berlin, 1815.

A. Rouillier: Exposition physiol. des phénom. du Magn. animal. et du Somnamb. Paris, 1817.

Dr.

Dr. G. Kieser: Syst. d. Tellur. Bd. 1. §. 49 bis 62. §. 63. — 68 — §. 91 bis 102.

§. 98.

Das eigentlich diese Wechselwirkung Vermittelnde ist überall der Lebensäther oder die (reale, lebendige) Lebenskraft, bei organischen Wesen die eigene, individuelle, bei Unorganischen mehr die allgemeine, mitgetheilte. So wenig dieses Wirkungsmedium selbst im menschlichen Organismus etwas Besonderes und grob Palpables, etwa Nervensaft, oder wenigstens Nervenäther, ist; sondern vielmehr das Allgemeinste, allem Besonderen als Indifferenz Vorausgehende und es fortwährend Begleitende, dennoch aber kein Abstraktum, sondern ein Lebendiges, das Lebendige vorzugsweise, und somit gleichfern von grober sinnlicher Darstellbarkeit einerseits, und von bloßer Denkbarkeit andrerseits: so sehr ist es mittheilbar und leitbar. Es gibt daher magnetische Träger und Leiter: nicht eben sowohl aber magnetische Isolatoren, da auf dieses höchst und feinst Lebendige die Begriffe von Sperrbarkeit rc. aufhören anwendbar zu seyn.

Vergl. A. Rouillier a. a. O.

Dr. Lausanne: Des principes et des procédés du Magn. anim. Paris, 1819.

Kieser a. a. O. Bd. 1. §. 106.

§. 99.

Es begreift sich leicht, wie durch eine solche Wechselwirkung in dem Theile, der sich vorzugsweise empfangend (leidend) verhält, eben so bedeutend nachtheilige, als vortheilhafte Wirkungen verursacht werden können. Daher denn auch, wie einerseits die Sympathien, andrerseits die Antipathien in denselben häufig und auffallend hervortreten. Es können also auf diese Weise eben sowohl krankhafte, regelwidrige Stimmungen aller Art und willkührliche Krankheiten aller Lebensgebiete, auch das

mora=

moralische nicht ausgenommen, erzeugt (angehext, angethan, übergepflanzt rc.), als dadurch gehoben (geheilt, verthan, genommen rc.) werden. Von selbst erhellt, daß das Medium dieser Wechselwirkungen, der Lebensäther, dem Willen unbedingter zugänglich und eher fähig seyn muß, seine Gebote zu erfüllen, als irgend etwas Palpableres, Besonderers. Auch die Schnelligkeit der Wirkung und die Weite der Wirkungssphäre begreift sich, zugleich in Verbindung mit der gesteigerten Empfänglichkeit von der andern Seite, daraus leicht.

Kieser a. a. O. Bd. 1. §. 94—102.

§. 100.

Die heilsame Wirkung besteht theils in direkter Mittheilung von Lebenkraft, theils in Anregung und Beschleunigung des schwachen, störenden, trägen Lebensgetriebes, theils in Erwirkung von leichterer Ausscheidung vom Organismus Enthaltenen, ihm Schädlichen, Ueberflüssigen u. dergl. durch Reduktion des Starreren auf das beweglichere, flüchtigere Elementarische, theils Wiederregulirung einer bloßen Disharmonie (bei von mir sogenannten bloßen Verhältnißkrankheiten, vergl. Heilwissenschaft rc.). Dieß Alles kann auch zur unrechten Zeit und am unrechten Ort erwirkt, und damit eben so vielfach geschadet werden.

Vergl. was Kieser Bd. 2. §. 276. von uns keineswegs zu Billigendes von den kritischen Ausleerungen bei Somnambulen sagt.

§. 101.

Sehr wichtig sind dabei als Unterstützungsmittel, jedoch nicht immer unentbehrlich, die verschiedenen sogenannten magnetischen Manipulationen, durch welche der Einwirkung mehr Eingang verschafft, und die erforderliche Richtung mitbestimmt wird.

Vergl. Kieser's Werk, Bd. 1. Abschnitt 5. Technicismus der

der magnetischen Behandlung §. 112. zu Ende des Bandes. — Darüber, so wie über örtlichen Somnambulismus mit seinen Erscheinungen, über Stadien (dieß nothwendig auf eine andere Weise als Kieser) desselben und so manches andere Speciellere zu sprechen, ist nicht hier, sondern in Vorträgen, die dem Lebensmagnetismus ausschließlich gewidmet sind, der Ort.

§. 102.

Aus dem bereits ausgesprochenen Wesen des allgemeinen Somnambulismus erklären sich nun die Haupterscheinungen desselben leicht. Die vollkommene Aehnlichkeit des Wesens dieses mit dem des natürlichen Schlafes erklärt den allen Somnambulismus begleitenden, wenn auch zum Theil dem äußeren Anschein nach sehr eigenartigen Schlafzustand, der in gewissen Graden und Arten des Somnambulismus dem gewöhnlichen Schlafe auch höchst ähnlich erscheint. — Hoher Grad der Indifferenzirung des Individuallebens und somit Verlust der Selbstständigkeit ist nicht denkbar ohne gleichzeitiges ergänzendes Sichanreihen und Unterordnen, ja Einswerden an, unter und mit fremdem Leben. Dadurch aber wird es möglich, daß die Somnambule ihrem Magnetiseur (ja selbst dem siderischen Baquet) leib- und seeleigen wird, mit ihm sinnliche Genüsse theilt, Schmerzen leidet, Theil an seinen Geheimnissen nimmt, seine Schicksale, wie er selber, kennt, seine Gesinnungen errathet, seiner Kenntnisse mächtig wird u. dergl. m.

§. 103.

Vermöge dieser innigen Verschmelzung der Somnambule mit anderen Individualitäten, und besonders mit dem Magnetiseur in den höchsten Graden des allgemeinen Somnambulismus kann aber auch dieser erstere gebrauchen, wie ein eigenes Organ, sie festbannen, ihr nach Willen Empfindungen erregen, sie anziehen

wie

wie ein Magnet die Eisenfeile u. s. w. Wegen dieser Identifizirung wählt und wünscht die Somnambule nicht nur zur Anrede das weniger scheidende „Du", sondern verwechselt sich und den Magnetiseur sogar ganz. Ja selbst mehrere zugleich von demselben Magnetiseure behandelte, übrigens von einander ferne und sich fremde Somnambulen befreunden sich und sympathisiren durch ihren gemeinschaftlichen Mittelpunkt.

Kieser: a. a. O. Bd. 2. §§. 230, 232, 234, 235, 239.

§. 104.

Vermöge der mit dem Wesen des Somnambulismus unmittelbar gegebenen gesteigerten Empfänglichkeit, Empfindlichkeit stellt sich nun eine in die Somnambule von den mit ihr in Rapport Stehenden übergehende Vermuthung, Ahnung, Hoffnung, Befürchtung, Vorsatz u. dergl. in ihr sogleich in ihrem erst noch künftigen Fort- und Ausgange dar, und so wird die Somnambule Prophet. — Ist ihre Empfänglichkeit mehr der physischen Natur zugewendet, so ist sie im Stande, Wetterveränderungen vorher zu verkünden u. s. f.

Kiesers Archiv für den thierischen Magnetismus Bd. 1. St. 2. S. 94. 95. — Bd. 2. St. 1. S. 180. St. 2. S. 14.

§. 105.

Aus einem ähnlichen tieferen Versenktseyn der Somnambule in die äußere Natur, und überhaupt aus einem innigeren Zurückgenommenseyn des Individuallebens vom allgemeinen, und somit einem unmittelbarern Sympathisiren jenes mit diesem erklärt sich ferner die richtige Kopfuhr im lebensmagnetischen Zustande, der Gebrauch gewisser, tief bedeutsam scheinender Zahlenverhältnisse, das Vermögen, mittelst der

Sprache

Sprache eben so eigenthümlich, als, näher untersucht, höchst treffend zu bezeichnen, ja, wie es scheint, eine ganz neue Sprache zu erfinden, die sich bei häufigeren Gebrauche und genauer Vergleichung leicht als individuell organisch gegliedert bewähren möchte — auf das richtigste berechnete Mechanismen zu erfinden und zu beschreiben — die wirksamsten Mittel gegen gewisse krankhafte Zustände anzugeben u. dergl.

Kieser: System d. Tellur. Bd. 2. §. 253, 257, 265 b. 256, 261. u. f.

C. A. v. Eschenmayer: Versuch, die scheinbare Magie des thierischen Magnetismus aus physiologischen und psychologischen Gründen zu erklären. Stuttgard und Tübingen, 1816. S. 20. 95.

§. 106.

Die allgemeine Sinnfähigkeit der Somnambule, die ja ebenfalls unmittelbar aus der Indifferenzirung des Leiblichen und Seelischen folgt, und der zufolge sich am häufigsten gegen die Mitte des Rumpfes ein Allgemeinsinn (Allsinn nach J. J. Wagner a. a. O.) bildet — macht ihn fähig, Gegenstände mehr auf Einmal allseitiger und vollständiger aufzufassen, als es im Wachen allmählig durch die einzelne Sinne zu geschehen pflegt. — Wegen überwiegender Empfänglichkeit ist der Spielraum der Empfindung so erweitert, daß Gegenstände, die weit über den gewöhnlichen Kreis sinnlicher Wahrnehmung liegen, wahrgenommen werden, entfernte Menschen, Städte rc. — Dieser Allgemeinsinn ist, weil der Lebensäther selbst unmittelbar sein Organ ist, so scharf und durchdringend, daß die Somnambule verschlossene oder mit der Kehrseite dargebotene Briefe lieset, ganz wenig Metall in Taschen rc. der Personen fühlt, ihren eigenen Leib und den mit ihr in Rapport tretenden Personen

sonen durchschaut u. dergl. — Die dabei häufig vorkommende Verwechselung der Benennung der Wahrnehmung eines Sinnes mit der eines andern, des Riechens mit dem Sehen rc. rührt von der noch gebrauchten Sprache des Wachen oder Taglebens in Bezug auf das indifferente Nachtleben, in welchem die Somnambule riecht, sieht rc., mit Einem Organ und auf Einmal.

Kieser: Bd. 2. §. 245 — 250.

§. 107.

Wie sich überhaupt in der Schöpfung nichts Absolutes finden kann, so hat auch die Somnambule nicht alle Selbstheit und alles willkührliche Gegenwirkungsvermögen verloren. Diesem bietet sich aber das unmittelbarste, totalste und ferntreffendste Wirkungsmedium, der Lebensäther, in erhöhtem Maaße dar: darum wirkt die Somnambule umgekehrt auf ihren Magnetiseur durch eine Art elektrischer Schläge, durch Ansteckung mit einer Art somnambulen Zustand, durch Bestimmung zu einzelnen instinktmäßigen Handlungen, durch Gegenstreben ihres Willens u. s. w. Oft erscheint für gewisse Zeiten das Verhältniß zwischen Somnambule und Magnetiseur rein umgekehrt, so daß jene diesen beherrscht. Auch auf andere mehr oder weniger Verwandte wirkt sie durch erregte Stimmungen, Selbsterscheinung u. dergl.

Kieser: Bd. 2. §. 262.

§. 108.

Die Somnambulen selbst erscheinen nach überstandenen, freilich oft sehr schweren Kämpfen, durch die ihr Zustand eingeleitet wird, in den einzelnen Anfällen höchst ruhig, im Genusse des innigsten Wohlgefühls, selig, entzückt und verklärt, weil die gegensätzlichen Spannungen in ihrem Leben ausgeglichen, weil die quälige Willkühr und die von ihr erzeugten Einseitigkeiten des Lebens momentan aufgegeben sind, und dagegen nicht sowohl Harmonie, als vielmehr ruhiges Ineinanderseyn derselben hergestellt ist.

Kieser: Bd. 2. S. 217. 218.

§. 109.

Gleichfalls wegen Aufgabe der Selbstigkeit, gewöhnlich unterstützt durch vorausgegangene schwere Leiden, durch tieferes Eindringen in die Herrlichkeit der Schöpfung und in die Tiefe des Lebens u. dergl. ist auch die Stimmung der Somnambulen öfters sehr religiös und fromm, ihr moralisches Gefühl sehr zart, ihre Vorsätze für das künftige Leben rein und strengmoralisch.

Kieser: Bd. 2. S. 205. 206., §. 267.

§. 110.

Jedoch findet sich bei verdorbenen somnambulen Individuen auch die entgegengesetzte Stimmung — oder wenigstens ein Wechsel zwischen Beiden — boshaftes Gegenwirken — Lust an Betrug u. dergl. m. Hiebei mag sich jedoch mitunter auch nur der Charakter des Magnetiseur oder überhaupt in Rapport stehender Menschen in der Somnambule wiederspiegeln.

Kieser: Bd. 2. §. 259., 264., 269.

§. 111.

Weil im somnambulen Zustande das Geistige durch die innigere Vermählung mit dem Leiblichen seiner Seits herabgezogen, und sofern für sich vorzugsweise in seinen unteren Kreisen, besonders in der Phantasie, thätig ist, der nun reichlich Materiale zu ihren zu objektivirenden Bildungen gegeben ist: so ist theils die Sprache der Somnambule überhaupt bilderreich, poetisch, wegen der tieferen Unterordnung unter die Nothwendigkeit der Naturgesetze, häufig auch rythmisch und sogar gereimt — theils personifiziren sich die Anschauungen, Gedanken u. s. w. sogleich zu Gestalten. Daher die Aussagen vom Umgang mit höheren, guten oder bösen Wesen, vom Aufenthalte im Paradiese, Himmel u. s. f.

Kieser: Bd. 2. §. 260. 258.

§. 112.

Da aber die ganze Organisation der Somnambule in den einzelnen lebensmagnetischen Zuständen eine ganz andere ist, als in den dazwischen liegenden wachen; da aber gleichwohl nichts, was irgend einmal in's Leben eingegriffen hatte, ganz spurlos verloren gehen kann: so reiht sich zwar jeder somnambule Lebensabschnitt nicht an die selbstbewußten wachenden Zeiträume unmittelbar an: aber spielt doch bald in die verwandteren wirklichen Träume oder träumerischen Zustände über, bald kann er durch absichtlich von anderen erregte Ideenassociation in's Wachen herüber schlagen.

Kieser: Bd. 2. §. 270. 271.

§. 113.

Aber nicht nur ein somnambuler Lebensabschnitt knüpft sich unmittelbar an den auch noch so lange nachfolgenden seinem Inhalte nach durch Erinnerung an; sondern in ihnen tritt, weil der ganze Lebensinhalt der Somnambule durch und durch in einander bewegt, neu aufgerührt und geläutert ist, lang verhallte, und dunkel und selten aufgedämmerte Erinnnerung einzelner Ereignisse oft aus der frühesten Kindheit, in die im gewöhnlichen Zustande in der Regel gar keine Erinnerung reicht, klar vor sie.

5.

Von einigen Lebenszuständen des Menschen, die gewöhnlich noch zum selbstbewußten Wachen gerechnet werden, aber den Erscheinungen des Somnambulismus wesentlich analog bedingt sind.

§. 114.

Vieles von dem eben Vorgetragenen, wenn nicht alles, wird von Manchen noch immer dadurch verdächtig zu machen gesucht, daß es der sogenannten „Einbildung" zugeschrieben wird. Es ist aber zu zweifeln, ob sich dergleichen Gegner auch etwas dabei denken, was sich hören läßt. Viel jenem sehr Aehnliche's und nächst Verwandtes wird übersehen oder ohne nähere Untersuchung hingenommen, je häufiger es vorkommt. Manches der Art wird für nichts geachtet, weil es dem einseitig selbstbewußten wachen Leben allerdings fremd ist, aber von einem über beide Seiten des Menschenlebens erhabenen Standpunkt gleiche Realität hat, und der Erforschung nicht weniger zugänglich ist.

Vergl. C. Aug. Rudolphi: Grundriß der Physiologie des Menschen. Berlin, 1821. Bd. 1. Vorrede.
Kieser: Bd. 2. §. 285.

§. 115.

Obiges „Einbilden" ist gewöhnlich gleichbedeutend gebraucht mit: „wünschend, hoffend oder fürchtend, etwas wähnen oder glauben." Nun scheint dem ersten Anblicke nach allerdings die Erfahrung für Scheinerzeugnisse durch auf Furcht oder Wunsch gegründeten Wahn oder Glauben zu sprechen. Allein es will sich durchaus nicht einsehen lassen, warum irgend jemand ohne alle Veranlassung zu seinem augenscheinlichen Nachtheil und zu Niemandes Vortheil etwas aussagen sollte, was er rein zu erfinden sich vorher die Mühe gegeben hätte. Dieß war und ist aber offenbar der Fall bei Manchen, die, sonst besonnen und wahr, sogenannte Erscheinungen gehabt zu haben betheuern, die bei Anwendung von sogenannter Sympathie von einem Uebel befreit wurden, die bei übrigens gesundem Verstande, wie manche sogenannte Hexe der Vorzeit Angesichts des Scheiterhaufens mit bösen Wesen Umgang gepflogen zu haben betheuerten u. s. w.

§. 116.

Einzusehen ist aber allerdings, wie die Thätigkeit der Phantasie so übermächtig werden kann, daß ihre Produkte dem phantastischen Menschen wirklich gegenständlich werden können, daß ein solcher also wenigstens nicht rein von nichts rede. Von der Erfahrung laut genug gelehrt wird es, daß manch Gewähntes, Geglaubtes, Eingebildetes allmählig wirklich wird; denn wer sich in manchen Fällen lange und stark genug einbildet, an einem Uebel zu leiden, bekommt es laut der Erfahrung allmählig, wie der, welcher auf eigene Weise von einem solchen befreit zu seyn fest glaubt, nicht ganz selten wirklich und hauptsächlich durch diesen Glauben davon befreit wird. Das geben jene durch den Machtspruch Einbildung wegerklären zu können Wähnende in der Regel zu.

§. 117.

Allein dieß Einbilden muß nun, da es sich denn doch durch seine Folgen als etwas Reales bewährt, selber erklärt werden. Dazu diene in Kürze Folgendes.

Jenes Einbilden findet sich in der Regel vorherrschend bei Menschen, die im Ganzen ein von innen und außen leicht bewegliches Leben genießen, und anstatt mit klarem Selbstbewußtseyn, mit fester, sicherer Selbstbestimmung und kräftigem Verstande, mehr in Gefühlsstimmungen, Phan-

Phantasieträumereien, überhaupt mehr empfänglich, als gegenwirkend leben. Eben darum aber gewahren sie, gewöhnlich überhaupt mehr mit sich, als nach außen, beschäftigt, auch ein allmählig, wenn auch noch so leises und fernes Entspinnen eines eigenen Zustandes zu einer Zeit, wo ein Anderer, mit der entgegengesetzten Lebensrichtung, dasselbe an sich und andere noch nicht gewahren kann. In diesem Falle hat nicht der Wunsch, die Furcht, der Glaube den Zustand ursprünglich eingeleitet, sondern vielmehr umgekehrt dieser in seinem leisen Beginnen jene erzeugt. Dieß ist der Fall häufig bei sogenannten hypochondrischen Grillen.

§. 118.

In einem anderen Falle mag aber allerdings das Umgekehrte Statt finden, wenn nicht noch häufiger beides zusammentreffen. Ein Mensch wähnt, fürchtet, hofft, glaubt etwas, wozu er erst noch wenig oder keine Ursache hat, ihm bewußte oder unbewußte; denn nicht das ist nur, weß er sich bewußt ist. Er benimmt sich nun, als wäre das Gefürchtete rc. schon da, und begünstigt dadurch sein Werden. Wer eine Lähmung des Arms fürchtet und den Arm nun gar nicht mehr in Thätigkeit zu setzen versucht, wird sich einen lähmungsartigen Zustand desselben erzeugen.

Anderntheils, wenn überhaupt die Phantasie (Einbildung) einen Wahn mittelst des Lebensäthers, als des Materiales, objektiv kann werden lassen, wirklich außer sich im Abbilde darstellen kann, und das beweisen allein die Visionen dabei ganz verständiger Leute (z. B. die bekannte Geschichte Nicolai's) — wenn ferner der Lebensäther, als die reale Lebenskraft selbst, als die Grundindifferenz des ganzen Menschenwesens nach seinem jedesmaligen wirklichen Bestehen, die innerste Stätte aller Lebensprozesse ist; wenn in demselben durch das Seelenleben des Menschen verschiedene Qualitäten können erzeugt und

geleitet

geleitet werden: — kann dann in demselben nicht der geglaubte Gegenstand selber in effigie, im Keime, im Differentiale erzeugt, im Lebendigen des Menschen, wie in einen fruchtbaren Boden gepflanzt und durch den Glauben auf oben erwähnte Weise gedeihlich fortentwickelt werden? — derlei Einbildungen, Glaubenswirkungen sind also keineswegs Nichts, sie sind ein wahrhaftes Selbstmagnetisiren. Freilich gibt es eine übrigens ziemlich stolze Stumpfheit, die weder dieses noch jenes einzusehen vermag; wie denn dergleichen auch andrerseits wieder ekelhaft übertrieben wird.

§. 119.

Soviel in diese Rubrik Geworfenes nichtswürdig seyn mag, so wenig ist es alles, was dahin Bezügliches in allen Zeiten und allenthalben als erfahrungsmäßig galt, wenn auch die erklärende Einsicht fehlte. Eben so liegt aber manchen Aeußerungen des Menschenlebens, die wenigstens als historisch richtig anerkannt sind, die bisher betrachtete Grund- und Urform desselben zu Grunde, und dient zu ihrer richtigen Würdigung.

§. 120.

Auffallend ist die Aehnlichkeit mit den bisher erörterten Erscheinungen bei den sogenannten Entzückungen, in welche in den früheren christlichen Jahrhunderten häufiger, als gegenwärtig, und einzeln noch jetzt gewisse Gattungen von Menschen unter verschiedenen Völkern, verschiedener Cultur und verschiedenen Glaubens, über fromme Schwärmer verfallen. Schon die Benennungen: Ent-zückung, Ecstase (außer-sich-seyn) deuten auf einen Zustand hin, vermöge dessen Selbstbewußtseyn und Freithätigkeit des Individuums aufhören, und dagegen Instinkt eintritt, in welchen Gemüth und Phantasie die Rollen der Vernunft und des Verstandes übernehmen. Daher andere Erscheinungen

nungen gemeinsam sind, wie Entbehrung der Nahrung, schlaf= und traumähnliches Befinden, Visionen u. dergl.

Vorläufige Andeutung zur Charakteristik des Gemüths, als Indifferenz von Erkennen und Wollen im Seelenleben; der Vernunft, des Verstandes u. s. w. Vergl. Leupoldt: Heilwissenschaft 2c. II.

Kieser a. a. O. Bd. 2. §. 209. u. f.

Jak. Fr. Fries: Handbuch der psych. Anthrop. Bd. 2. Berlin, 1821. §. 102—106.

§. 121.

Ein Aehnliches findet Statt in jeder sogenannten Begeisterung, sowohl in aller künstlerischen, besonders der dichterischen, als vorzüglich auch in der der Andacht. Daher in der früheren Zeit Dichter und Seher (Prophet) mit Recht gleichbedeutend waren; daher der ächte Dichter stets mehr gibt, als er selber weis (Offenbarung). Daher reißt uns auch das Kunstwerk, z. B. die Musik, wie durch Ansteckung, selber so hin, entzückt uns, bringt den Hörer außer sich. — Die Andacht ist ebenfalls durch ein Sichhingeben, ein innigeres Anschließen und Unterordnen seiner selbst unter die höchste Heiligkeit am wesentlichsten charakterisirt. — Ja aller Enthusiasmus ist wesentlich in demselben begründet, denn überall stimmt er zur Aufopferung des Egoistischen, zur Selbsthingabe an das Ganze.

§. 122.

Wie manche Fieberphantasie, manche ganze Krankheitsform (allgemeine Nervenschwindsucht 2c.), ein gewisses Stadium des Rausches, so sind die höchsten Aeußerungen des Glaubens und der Liebe wesentlich gleichbedingt. In allen ist das Grundwesen Aussöhnung der vereinzelnden Spannungen, Indifferenzirung der polarischen Lebensbeziehungen, Selbsthingabe des Einzelwesens an das Allgemeinere und das damit aus Einer

Wurzel

Wurzel hervorgeht. — Daraus erklärt sich denn auch im Allgemeinen die Heilwirksamkeit des Glaubens, der Welselwirkung verschiedener Menschen, die zwischen der durch eigentlichen Somnambulismus und der durch Einbildung in der Mitte steht.

§. 123.

Fast in allen Sprachen bedeutet „Liebe“ κατ᾽ ἐξοχὴν Geschlechtsliebe. Wie aber überall, wo Liebe waltet, ein gegenseitiges Unterordnen, Anschließen, Ergänzen, innerliches Vereinigen Statt hat: so tritt dieß, und somit die Verwandtschaft mit all dem Vorgenannten, besonders in der Geschlechtsliebe deutlich hervor, schon durch das oft beobachtete Zusammentreffen von gewissen Erscheinungen des Geschlechtslebens mit Somnambulismus und ähnlichen Zuständen — durch die nahe Beziehung der Geschlechtsverrichtung mit Nacht und Schlaf — durch das momentane Verschlungenwerden des freien Selbstbewußtseyns von der Entzückung der Geschlechtsliebe — durch das magische Ineinanderaufgehen von Mann und Weib in der Liebe und Zeugung — vielleicht zum Theil auch durch die etymologische Verwandtschaft in orientalischen und andern Sprachen zwischen Zaubern und der Geschlechtsverrichtung obliegen.

Osiander: Die Entwickelungskrankheiten in den Blüthenjahren des weiblichen Geschlechts.
Kanne: Christus im alten Testamente.

§. 124.

Ueberhaupt ist der Geschlechtsgegensatz der weiteste und ursprünglichste. Durch ihn wird das ganze Eine Menschenwesen in zwei entgegengesetzten Richtungen, die aber dennoch zugleich, wie alle Gegensätze, eine Unter- und Ueberordnung nicht völlig ausschließen, dargestellt; im Weibe unter dem Vorherrschen des einen der allgemeinsten

sten Lebensfaktoren, des Empfangens, als Leben, mehr mit dem Ganzen und in sich hinein — im Manne unter dem Vorherrschen des anderen allgemeinsten Lebensfaktors des Gebens (Gegenwirkens), als Leben mehr in besonderer Selbstheit und aus sich hinaus. Demnach ist der Geschlechtsgegensatz das Vorbild alles Gegensatzes, und wie durch ihn das ganze (leiblich-geistige) Menschenwesen einen polarisch entgegengesetzten Charakter für die Erscheinung gewinnt: so wiederholt sich sowohl im Leiblichen als im Geistigen, bis in die engsten Sphären und in stetiger Unterabtheilung, eine ganz analoge polarische Entzweiung der Elemente, Organe, Vermögen u. s. w.

Schubert: Ahndungen einer allg. Gesch. d. Leb.
v. Meyer: Blätter für höh. Wahrh. 1ste und 2te Sammlung.

§. 125.

Wie bei der momentanen Wiedervereinigung der beiden Geschlechter zum ursprünglichen Einen Ganzen in der Zeugung durch die Frucht: so wird das Leben überall mit um so größerem und realerem Erfolg (Produkt) überrascht, wo und je mehr es das Selbstische aufgibt und willig der allgemeinen Harmonie sich anschließt. Allein dieß soll nicht stets nur, wie in der Zeugung, instinktmäßig geschehen, sondern mit Freiheit. Und obwohl die zwischen beiden rücksichtlich des Resultats vor allen erklecklichen Lebensformen als Uebergangsform liegende Willkühr sich selber allenthalben in den Weg tritt und den eigenen Erfolg schmälert und zerstört, so erscheint doch das Leben in ihr als das thätigste, rüstigste. Und da es zuletzt nicht sowohl auf das Was? als auf das Wie? und Warum? ankommt, so ist das Leben unter der Form der Willkühr die eigentliche Probe für den höchsten Werth des Menschen. — Der Mensch mußte aus der alten instinktmäßigen Harmonie heraustreten; er mußte in Irrthum und Schuld gerathen, indem er auf eigene Rechnung etwas zu werden strebt; der

Glaube

Glaube an eine höhere Offenbarung aber muß ihn stets vor gänzlichem Zugrundegehen schützen und ihm helfen, nicht in die alte Harmonie des Instinkts zurück zu sinken, sondern mit reifem Selbstbewußtseyn und sicherer Freithätigkeit in die neue Harmonie der Freiheit zu gelangen, in der ihm eine Empfänglichkeit und eine Wirksamkeit werden müssen, so leise, so umpfänglich, so richtig treffend, überhaupt so wahrhaft fruchtbar und beseligend, wie sie ihm weder im Instinkte, noch in der Willkühr werden konnten.

II.

Somatologie des Menschen.

1.

Grundbegriffe von der leiblichen Organisation des Menschen.

§. 126.

Alles Einzelleben, sofern es entsteht, fällt seinerseits gewissermaaßen von seinem göttlichen Urgrunde ab, und kehrt, sofern es naturgemäs wieder vergeht, in denselben zurück. Diese zwei einander entgegengesetzten Richtungen kommen aber allem Einzelleben nicht blos insofern zu, als es etwa bis zu einem gewissen Abschnitte seines Lebenslaufes dieses Besondere ausschließlich würde, und darauf in der übrigen Strecke sich in das Allgemeine wieder auflösete: sondern sind in jedem Augenblicke beide zugleich, nur in wechselndem Ueberwiegen vorhanden, jene erscheinend als leibliches Leben, diese als Seele, jenes den weiblichen Faktor, diese den männlichen in dem Einen Gegensatze darstellend.

§. 127.

Alle Einzelwesen bestehen demnach aus Leib und Seele, welche nur die entgegengesetzten (centro-peripherisch und periphero-centrisch) Erscheinungsweisen des ursprünglich Einen indifferenten Grundwesens sind. — In jedem Einzelwesen müssen sich wegen dieser Einheit in der Wurzel Leib

Leib und Seele der allgemeinen Schätzung nach genau entsprechen, und nur durch Willkühr der vollkommensten Wesen kann ein bedeutender Contrast im wirklichen Bestehen zwischen beiden bewirkt werden.

§. 128.

Selbstbewußtseyn ist das Grundunterscheidende des Seelenlebens vom Leiblichen. Das Leben an sich wird aber zu einem Selbstbewußtseynlosen und Leiblichen durch Vervielfältigung der Grenzen oder durch Vermannichfaltigung der Besonderheiten in ihm selber. In der kleinsten Einzelnheit des Leiblichen sind abermals Einzelnheiten enthalten. Im Leiblichen will das Kleinste ein besonderes Ganze seyn, alles egoistisch sich gegen alles abgrenzen. Aber eben dadurch schwächt und verdunkelt es sich selber; wogegen im Seelenleben mit abnehmender Scheidung und Sonderung — Beweglichkeit und Klarheit des Lebens zunehmen.

§. 129.

Ist also gleichwohl die Verkörperung des Lebens, in Bezug auf den Urgrund alles Seyns, gewissermaßen ein Abfall zu nennen, so kann er doch nicht etwa mit einem verschuldeten Verstoßen- oder Verdammtwerden für gleichbedeutend genommen werden. So erblindet und gefesselt auch das Leben in der Leiblichkeit erscheinen mag, so ist es doch ein Werk der höchsten ewigen Liebe, und ist um keines Zweckes willen außer ihm selber geworden. Denn nur aus Begrenzung und Beschränkung konnte Selbstgefühl aufgehen, und nur durch fortgesetzt theilweise selbsteigene Ueberwindung jener, also durch Selbstbefreiung, konnte ächte Freudigkeit des Lebens entstehen. Damit also Wesen des Lebens würdig sich freuen möchten, geschah die Verkörperung des Lebens. Freilich wird im Einzelnen häufig dieser Zweck mehr oder weniger verfehlt, ja ihm selbst gerade entgegengestrebt.

§. 130.

Wie Leib und Seele ursprünglich aus Einer Grundsubstanz sind, so sind sie sich auch in ihrem späteren Beisammenseyn nicht ganz fremd. Das Seelenleben ermangelt nicht aller Sonderung und Grenze, und somit einer sinnlichen, leiblichen Seite an sich selber, wie das Leibesleben nicht absolut gefesselt und verdunkelt ist, sondern gegentheils in sich selber eine seelische Seite hat. So treffen beide Hauptseiten des menschlichen Lebens fortwährend zusammen in einem ihrer ursprünglichen indifferenten Grundsubstanz am nächsten kommenden Aetherischen, mittelst dessen sie allaugenblicklich in einander überwirken, und in welches sie fortwährend theilweise vergehen und neu wieder erstehen.

§. 131.

Wie das gefesseltere Leibliche das freiere Seelische zur beständigen Begleitung hat: so jede weitere Einzelnheit im Leiblichen selber abermals etwas Aehnliches. Je weiter und vielfacher sich nun aber das Leibliche sich gegensätzlich spaltend entwickelt, desto mehr fesselt sich das Leben in der Verkörperung; denn die Grenzen werden immer enger, das Vereinzelte immer unbeweglicher, fixirter und starrer. Aber das begleitende Freiere ist stets entsprechend flüssig, bis zum flüchtigen. Diese beiden, relativ Starres und relativ Flüssiges gehen stets theilweise wechselseitig in einander auf, indifferenziren und differenziren sich unaufhörlich; und so gewinnt zunächst jede Einzelnheit der leiblichen Organisation für sich einen lebendigen Fortgang, statt gegentheils in Stillstand (Tod) zu gerathen. Darum findet sich in dem Blute selber, das gewöhnlich schlechthin ein flüssiges genannt wird, dieser Gegensatz wieder als Cruor und Serum. — Dieß im Allgemeinen die eigentliche Bedeutung des Gegensatzes von Starrem (Festem) und Flüssigem und ihrer Ausgleichung.

Fr.

Fr. v. Baader: Beiträge zur dynamischen Philosophie IX. über Starres und Fließendes.

§. 132.

Je vielfacher und entschiedener in einer Organisation eigenartig festes und entsprechend eigenartig Flüssiges sich entwickelt finden, desto reger und beziehungsreicher ist das Leben derselben, wie dieß vom menschlichen Leibe gilt. Dagegen ist eine Organisation um so minder lebendig und beziehungsärmer, je mehr Flüssiges und Festes noch in einander sind oder mehr das eine oder das andere einseitig vorherrscht, wie dieß in den Pflanzen und bei den unvollkommneren Thieren der Fall ist. In den edelsten Theilen, wie etwa im menschlichen Gehirne, ist aber selbst das starre Element sehr weich, und das flüssige höchst subtil und flüchtig.

§. 133.

Die Grundeigenschaften des thierisch und menschlich Leiblichen sind aber, der Hauptsache nach, eigenmächtiges Bilden, Bewegen und Empfinden. Bilden und Empfinden bilden den wesentlichen Grundgegensatz; das Bewegen verhält sich mehr äußerlich, vermittelnd, dienend. Dieses verwirklicht die Willkühr in der Erscheinung des Lebens, jene konstituiren das leibliche Leben an sich. Diese drei Momente sind in jedem leiblichen Punkte beisammen, und machen ihn erst wirklich; jedes derselben aber ist zugleich in den vollkommneren Thierorganisationen und vorzüglich im menschlichen Leibe bis auf einen hohen Grad frei und selbstständig geworden, und erscheint so als wirkliches Element oder System. Zell- oder Schleimsystem (bildendes Element) — Muskelsystem (bewegendes Element) — Nervensystem (empfindendes Element).

Steffens: Anthropologie, Bd. 2. S. 13, 14.

Hartmann: der Geist des Menschen in seinem Verhältniß zum physischen Leben rc. Wien, 1820.

§. 134.

Diese, wie häufig geschieht, erst einseitig von Seite ihres starren Antheils betrachtet, sind je zugleich mit einem entsprechend Flüssigen innigst vergesellschaftet. Das Schleimelement mit dem wäßrigen Serum; das Muskelelement mit dem Blute, besonders mittelst des Blutdunstes; das Nervenelement mit dem Nervenäther.

§. 135.

Wie aber diese Elemente einerseits bis auf einen hohen Grad frei und selbstständig herausgebildet erscheinen, so sind sie andrerseits aufs Innigste mit einander verschmolzen und gänzlich indifferenzirt — in den einzelnen Gebilden der leiblichen Organisation. Diese vielfachen Gebilde — die sich in Zahl und übriger Einrichtung nach Maasgabe der Lebensaufgabe in der Thierwelt verschieden, übrigens in allen möglichen Variationen und Einseitigkeiten, im menschlichen Leibe aber zugleich in höchster Vollständigkeit und harmonischer Zusammenstimmung finden, die in letzterem in allen Formen der Consistenz, von der Starrheit des Minerals im Knochen bis zum Lichtähnlichen in der Nervensubstanz, und in allen Gestalten, in stetiger Aufsteigung vorkommen — treten selber abermals in einzelne Gemeinschaften, den nächsten Bestandtheilen der Organisation, zu eigenthümlichen Lebensgebieten, zusammen.

Von der Bedeutung der Benennung „System,“ womit bald die wirklichen Elemente, bald die Lebensgebiete, bald die blos abstrakten Grundeigenschaften gemeint werden, und bei deren Gebrauch häufig Anatomie und Physiologie nicht scharf genug getrennt werden.

2.
Allgemeine Uebersicht der leiblichen Organisation des Menschen an sich.

a) Physiologische Eintheilung der Gebilde.

§. 136.

Die Physiologie der leiblichen Organisation des Menschen unterscheidet sich von der Anatomie derselben streng dadurch: daß diese die Gestalt der einzelnen Gebilde, das gesammte Raumverhältniß derselben unter einander und zum ganzen Organismus, so wie deren physikalische Eigenschaften zu beschreiben und in der Natur, soweit es größtentheils an Leichnamen geschehen kann, nachzuweisen hat — indeß jene die Bedeutung der Gebilde, die daraus entspringende Beziehung derselben zu einander und nach außen, und wie diese ihre Bedeutung und Beziehungen an und durch die materiellen Gebilde, im gesetzlichen (gesunden) Hergange des Lebens vollzogen werden, darthun soll. Die sogenannte allgemeine Anatomie setzt beide in die nächste Verbindung.

§. 137.

Behufs der Physiologie nun können sämmtliche, die leibliche Organisation ausmachende Gebilde füglich und zweckmäßig in folgende vier Hauptabtheilungen gebracht werden: 1) Organe, 2) Grenzgebilde, 3) Gefäße und 4) Werkzeuge. Diese alle stehen nicht blos in innigster Gemeinschaft, sondern gehen auch ganz allmählig in einander über.

§. 138.

Organe sind alle individuelle, mehr oder weniger solide, in der Gestalt sämmtlich einzelnen Abschnitten der Kugel-

Kugelform sich nähernde, aus einer in den einzelnen zwar wieder verschiedenen, aber gemeinsam eigenthümlichen Masse (Parenchyma) bestehende, vorzugsweise unwillkührlich wirkende und der Materien-Aus-, Um- und Fortbildung dienende Gebilde, die vorzugsweise ins Innere des Organismus verschlossen sind, und nur in mittelbarem Verhältniß zur Außenwelt stehen.

§. 139.

Grenzgebilde sind die Häute überhaupt. Sie dienen theils zur Ablösung (Sonderung) des ganzen Individuums von der Außenwelt und zum unmittelbarsten, indifferentesten Verkehr des Organismus mit letzterer; theils thun sie ein Gleiches, in Bezug auf die einzelnen Organe desselben Organismus. Sie sind daher theils allgemeine, die vorzugsweise sogenannte Haut, äußre Haut, Cutis; theils besondere, die serösen und zum Theil die Faserhäute. — Die nach innen durch und durch fortgesetzte, nur in wenigen Gegenden aus dem Zusammenhang abgelößte, unter dem Namen der Schleimhäute begriffene, äußere Haut, die unter andern den ganzen Darmkanal bilden, haben jene Bestimmung, den Verkehr mit der Außenwelt zu unterhalten, nur im höheren Grade und auf bereits specifischere Weise. — Die serösen Häute sind auch durch ihre doppelbeutliche Gestalt der gesammten übrigen Haut, als äußerer und innerer, ganz analog charakterisirt. — In den Schleimhäuten findet sich der deutlichste Uebergang zu den Organen.

J. Fr. Meckel: Allgemeine Anatomie. Hautsystem: S. 569 bis 578. 579 bis 603. 609 bis 618. Seröses System: S. 536 — 548. Faserhäute: S. 444 — 463.

§. 140.

Gefäße sind hohle Gebilde, meistens, besonders die im engeren Sinne, sogenannte Gefäße, hohle Glieder,

 übrigens

übrigens mit dergleichen in Verbindung stehende Blasen. Sie enthalten und leiten dasjenige, was einestheils durch äußere und innere Haut der Außenwelt abgenommen, und durch die Zuthat einzelner Organe bereits bis auf einen gewissen Grad dem Organismus verähnlicht ist — was anderntheils, als bis auf einen gewissen Grad verlebt aus allen Punkten des Organismus, sich ersterem zugesellt, um theilweise aus letzterem ausgeschieden, theilweise in ihm selber wieder lebenskräftiger gemacht zu werden — was ferner vom Organismus gänzlich ausgeschieden — und was endlich hinlänglich verähnlicht und (wieder) belebt zu unmittelbarem Ersatz in den Organismus eingebildet werden soll, und stets in mehr oder weniger flüssigem Zustande existirt. — Hieher gehören die Saft- (Milch- und Lymph-) gefäße, die Blutgefäße (Arterien, Venen, Herz), Harn-, Saamen-, Gallenblasen-Gefäße u. s. w. — Das Herz ist zugleich als Organ zu betrachten, und die Saftgefäße entwickeln sich unmittelbar aus den Grenzgebilden.

§. 141.

Werkzeuge sind zusammengesetztere, individualisirtere, aus der Unmittelbarkeit des Gesammtlebens eines Organismus schon mehr losgerissene Gebilde, die der Willkühr vorzugsweise zugänglich sind, und alle mehr selbstthätige, nicht blos auf instinktmäßiges unmittelbarstes Selbstbestehen zielende, sondern vorzugsweise die mit Willkühr und Freiheit gesetzte Wirklichkeit der Geschöpfe integrirende, Lebenserscheinungen darstellen. Dieß geschieht besonders durch mechanische Haltung des Körpers, durch die einzelnen Sinnesthätigkeiten, durch Ortsbewegung und willkührliche Bewegung zu den verschiedenartigsten Zwecken. — Hieher gehören deßhalb die Extremitäten mit den Gelenkhäuten, Gelenkkapseln, Schleimbeuteln rc., die Sinnwerkzeuge, die äußeren Geschlechts-

werk-

werkzeuge, Knochen, Sehnen, Bänder, Muskeln. — Die Angrenzungen dieser an die vorigen drei Klassen ergeben sich von selbst (z. B. Sinnwerkzeuge — Organe; Gelenkhäute ꝛc. — Grenzgebilde; Geschlechtswerkzeuge — Gefäße). — Die Werkzeuge liegen vorzugsweise nach der Peripherie des Organismus.

§. 142.

Das Zellgewebe oder Schleimsystem bildet die nächste unterste Indifferenz alles thierisch Leiblichen, die Mutter, mit der alles Thierische zunächst anhebt, und aus dem sich alles zunächst entwickelt. Die Nervensubstanz ist die nächste oberste Indifferenz, in die sich, nach geschehener Vereinzelung und vollzogener zwischenlaufender besonderer Lebensaufgabe, alles wiedersammelt und einigt. — Diese einestheils gemeinsame, anderntheils jedoch sehr verschiedene Bedeutung beider nächsten Grundsubstanzen spiegelt sich auch in der chemischen Behandlung beider ab, welche in jeder als Hauptbestandtheile fettige Gallert und Eiweiß nachweist.

Hartmann: a. a. O.

Die Chemie kann die Physiologie und Pathologie unmittelbar durchaus nichts lehren. Jene kann diese nur im Allgemeinen und in sofern orientiren helfen, daß sie, wenn das Verhältniß zweier oder mehrerer physiologischer oder pathologischer Gegenstände, wovon nur einer genauer bekannt ist, erörtert werden soll, eine entfernte Uebereinstimmung oder Abweichung nachweist. Das Nähere Was? und Wie? des Lebendigen zu erforschen, ist die Chemie nicht weiter competent.

b) Physiologische Eintheilung der Lebensgebiete.

§. 143.

In der leiblichen Organisation des Menschen von Seite bestimmter Lebensgebiete sind die sich polarisch gegenüberstehenstehenden Hauptbestandtheile: Vegetatives Leben (pflanzliches) und animalisches (thierisches). — Jedes von diesen tritt aber wiederum polarisch in weitere Bestandtheile aus einander. — Das vegetative Leben findet sich nämlich im Menschen eines Theils als Verdauung (Bauchleben), andern Theils als Athmung (Brustleben). — Das animalische Leben im Menschen aber zeigt sich theils als willkührliche Bewegung (Muskelleben), theils als gesonderte Empfindung (Nerven-Sinn-Leben).

§. 144.

Verdauung und Athmung, die sich übrigens beide in völliger Indifferenz von der äußeren Haut geübt finden, einigen sich außerdem in der Kreisung (Cirkulation), welche in die äußere Metamorphose (Materienumbildung), als in die vorzugsweise peripherische Verrichtung, endigt, und im Allgemeinen als Secretion und Assimilation erscheint. — Willkührliche Bewegung und gesonderte Empfindung hingegen einigen sich in die innere Metamorphose (Empfindungsumbildung), als in die vorzugsweise centrale Verrichtung, die im Gehirne geschieht und im Allgemeinen sich als thierisches Selbstgefühl und als thierische Selbstbestimmung äußert.

§. 145.

Den weitesten Gegensatz bilden aber die Beziehung des Gehirns zum Seelenleben und das Beckenleben. Durch jene wird der ganze Leib dem Seelenleben mehr untergeordnet, durch dieses, besonders durch das Geschlechtsleben, das Seelenleben vom Leiblichen verschlungen. — Vegetatives Leben, Verdauung, Empfindung, Hirnleben verhalten sich zum animalischen, zur Athmung, Bewegung und Beckenleben wie weiblicher, negativer Pol zum männlichen, positiven. — In jeder dieser

pola-

polarischen Verrichtungen selber erheben sich aber wiederum untergeordnete Gegensätze.

Diese Reihen von homologen und heterologen Lebensgebieten und in diesen abermals das gleiche Verhältniß der Organe (welches letztere bei Betrachtung der einzelnen Gebiete näher bezeichnet wird) bestimmen hauptsächlich die specielle Association der Einzelnheiten des Organismus unter einander, die sich einerseits als Sympathie, andrerseits als Antagonismus zeigt.

Vermöge deren stimmen sich homologe Glieder, je näher sie der Bedeutung nach, einander stehen, um so mehr einander nach, gehen einen ähnlichen Zustand ein; heterologe Glieder aber gehen, unter sonst gleichen Verhältnissen, den entgegengesetzten Zustand ein.

c) Grundwirkungsweisen der Elemente.

§. 146.

Das vegetative Element thut nichts als bilden, unkräftig gewordene Materie auflösen und neukräftige einbilden. — Das irritative Element thut nichts als Bewegen, theils in der Richtung des Vereinigens eines Aeußeren mit dem Organismus, theils in der Richtung des Sichentäußerns von ihm Angehörigen. — Das sensitive Element thut nichts als empfinden, was abermals theils auf die Zustände des eigenen Lebens gerichtet ist, theils auf die Außenwelt. — In jedem Punkte des Leibes wirken aber alle drei stets zugleich, nur in verschiedenen Verhältnissen mit Ueberwiegen des einen oder des andern, indem sie zugleich in jedem Lebensgebiete und weiter in jedem Organe alle drei zumal in eigenthumlicher Qualität beisammen sind.

3.

Specielle Betrachtung der leiblichen Organisation des Menschen in ihrer vollkommensten Wirksamkeit.

A.

Vegetatives Leben.

a.

Verdauung.

§. 147.

Die Verdauung bezweckt Aneignung von Stoffen aus der Außenwelt zum Ersatz des im Organismus verbrauchten, zu dessen Vergrößerung und höheren Belebung und Kräftigung. — Sie geschieht der Hauptsache nach durch die Baucheingeweide, vorzugsweise unwillkührlich; doch stehen Anfang und Ende des ganzen Geschäftes unter der Willkühr. — Die Stoffe, welche theils in starrer Form (Speisen), theils in flüssiger (Getränke) der Außenwelt genommen und der Verdauung übergeben werden, werden durch letztere in jedem Falle verflüssigt und zunächst in einen eigenartigen Saft verwandelt.

§. 148.

Die Hauptgebilde bei der Verdauung sind Magen und Darmkanal, eine eigene Modifikation der, als Schleimhaut, nach innen fortgesetzten Cutis, von den Lippen durch den Rachen in den Schlund, von diesem in den Magen und von da durch den Dünndarm (= Zwölffinger-, Leer- und Krummdarm) und den Dickdarm (= Blind-, Grimm- und Mast-Darm), worauf sie durch den After wieder mit der äußern Haut zusammenfließt. — Leber, Milz, Pankreas und viele

viele kleinere Drüsen, verschiedene Werkzeuge, wie Muskeln, Klappen u. s. w. tragen unmittelbar zur Verdauung bei, die ihr Produkt einer eigenen Abtheilung der Gefäße (Milchgefäße) übergibt. — Der gesammte Verdauungsapparat wird nicht nur einfach sackförmig von dem Bauchfell umschlossen und als Ganzes abgesondert, sondern letzteres (eine seröse Haut) umgibt auch jedes einzelne Hauptgebilde noch eigens als unmittelbar anhängende äußere Haut. — Von diesen abermals in Gestalt platter häutiger Säcke oder Taschen abspringend bildet dasselbe die sogenannte Netze; das große von Seiten des Magens, der Milz und des Grimmdarms; das kleine von Seite der Leber und des Magens. — Ein ähnliches Abspringen dieser Bekleidung findet statt von Seite des Krummdarms, wodurch das Gekröse (Mesenterium) gebildet wird. Noch hat endlich der Grimmdarm ein eigenes Gekröse (Mesocolon). — Durch Bänder, die ebenfalls aus dem Bauchfelle gebildet sind, werden die einzelnen Bauchgebilde in gehöriger Lage gehalten.

Je unvollkommener eine Organisation im Vergleich mit der menschlichen ist, desto weniger hat sie bereits einen individualisirten Verdauungsapparat. Der Polyp verdaut mit beiden Flächen seines einfachen Körpers gleich gut.

§. 149.

Das der menschlichen Verdauung zu übergebende ist theils aus dem Pflanzen-, theils aus dem Thierreiche; dazu würde ihn schon allein die Beschaffenheit seines Verdauungsapparats berechtigen, da derselbe in verschiedenen Beziehungen die Mitte hält zwischen dem der sich blos von Vegetabilischem und dem der sich blos von Animalischem nährenden Thiere. Uebrigens geht aus Vielem hervor, daß je vielseitiger entwickelt eine Organisation ist, sie auch desto vielfacherer und edlerer Nahrung bedürfe. Doch kann und soll der Mensch theils nach Maasgabe seiner Entwickewickelungsstufe bald mehr vom Einen, bald mehr vom Andern, ja er kann sich sogar vorzugsweise aus dem Mineralreiche ernähren, theils kann er unter besonderen zwingenden Umständen, vermöge seiner höheren Natur, mit dem Kärglichsten ausreichen.

J. W. Neergaard: Vergleichende Anat. und Physiol. der Verdauungswerkzeuge der Säugthiere und Vögel. Berlin, 1806.

Länge und Stärke des Darmkanals, Galle ꝛc. beim Menschen von mittlerer Beschaffenheit. — Alle Arten Zähne bei ihm eigens modificirt beisammen.

Die Lehm-genießenden Otomaken S. Harleß: Jahrb. d. deutsch. Med. und Chirurg. Bd. 3. 1813.

§. 150.

Außerdem nimmt der Mensch seine Speisen und Getränke, auf je höherer Stufe der Ausbildung er steht, um so weniger unmittelbar von der äußeren Natur, sondern er bereitet die ihm von dieser dargebotenen Stoffe häufig auf mehr oder weniger künstliche Weise vorher zu. — So sehr er nun aber auch in letzterer Hinsicht gegen die Gesetzlichkeit der Natur anstoßen kann; so sehr ist er doch zu künstlicher Vorbereitung und Verfeinerung überhaupt berechtigt, ja selbst verpflichtet. Ueberall ist der vernünftigen Eigenmächtigkeit des Menschen viel überlassen; auch rücksichtlich der Ernährung ist es Pflicht für ihn, auf geeignete Weise die äußere Natur nach Möglichkeit als förderndes Mittel seines höchsten Zweckes zu gebrauchen.

Je unvollkommener eine Organisation, desto weniger ist sie geschickt, das Nahrungsmittel vorher selbst vorzubereiten. Die Pflanze muß die Verflüssigung ihrer Nahrung von außen her erwarten; Insekten und Würmer, so wie die Jungen der vollkommensten Thiere saugen zuerst nur bereits Flüssiges.

§. 151.

Mit derselben Befugniß und aus demselben Grunde bedient er sich auch nicht blos starrer und flüssiger eigentlicher Nahrungsmittel (Nutrimenta), sondern auch der die Verdauung nur unterstützenden, nicht eigentlich selbst Nahrung gebenden Gewürze (Condimenta), wohin alles an sich Scharfe, Aromatische, Spirituöse und Salzige gehört. — Uebrigens werden Stoffe aus dem Pflanzenreich dadurch besonders zu eigentlichen Nahrungsmitteln für den Menschen, daß sie vegetabilischen Kleber, Satzmehl, Zucker und fettes Oel enthalten; aus dem Thierreiche aber besonders durch Gehalt von Gelatine, Eiweiß, Faserstoff und Fett.

§. 152.

Wie bei aller Wechselwirkung das Produkt derselben vom Ein- und Gegenwirkenden zugleich abhängt, so verhält sich auch die Wirkung derselben Nahrungsmittel bei verschiedenem Zustande des Verdauungsapparats verschieden, somit denn auch mehr oder weniger zweckmäßig. Abgesehen sowohl davon, als von dem verschiedenen Verhältnisse, in welchem die einzelnen, eigentlich nährenden Bestandtheile der Nahrungsstoffe selber vorkommen können: so eignet sich außerdem ein Stoff um so mehr zum Nahrungsmittel, je leichter sich das eigentlich Nährende von der Verdauungsthätigkeit lösen, und nach Bedürfniß umwandeln läßt, und in je geringerer Masse genommen er das Bedürfniß stillt.

Relativer Unterschied zwischen Nahrungsmittel, Arznei, und Gift.

§. 153.

Eigentliches Getränk ist allein das gemeine Quellwasser, weil es, als so indifferenter Stoff, der bloßen eigenschaftslosen Flüssigkeit an sich, um die es beim Trinken eigentlich nur zu thun ist, am nächsten entspricht. Anderes Wasser ist theils weniger rein, theils verhält es sich mehr als Arznei; und die übrigen künstlichen Getränke sind

sind zugleich auch theils als Nahrungsmittel, theils als Gewürz, manche ebenfalls mehr als Arznei, zu betrachten.

J. H. Becker: Versuch einer allgemeinen und besondern Nahrungsmittelkunde.

J. T. L. Danz: Versuch einer allgemeinen Geschichte der menschlichen Nahrungsmittel. Leipzig, 1806.

Otto Staab: Potographie oder Beschreibung der Getränke aller Völker in der Welt. Frankfurt, 1807.

§. 154.

Der Mensch und die vollkommneren Thiere werden nur zu gewissen Zeiten durch die Empfindung des Hungers oder Durstes aufgefordert, Speise oder Trank zu sich zu nehmen. Durch die Empfindung besonderer Appetite oder Gelüsten spricht sich das Bedürfniß nach besonderen Stoffen mehr oder weniger deutlich aus. Die Empfindung des Ekels zeigt an, daß Unpassendes eingenommen wurde, oder daß des sonst wohl Tauglichen zu viel genommen sey, und kann endlich das bewegende Element so stimmen, daß wirkliche Entfernung des Lästigen durch Erbrechen erfolgt.

Unvollkommnere Organisationen liegen dem Verdauen unablässig oder wenigstens häufiger und länger ob.

§. 155.

Die letzte Ursache des Hungers, des Durstes und der Gelüste (sofern sie nicht krankhaft sind) ist in der Empfindung wiedergespiegelter Mangel an Festem oder Flüssigen überhaupt oder an einem bestimmten Bestandtheile in der gesammten Mischung der Organisation. — Dazu kommt nun aber bei Hunger und Durst noch insbesondere der gleichzeitige Zustand des Verdauungsapparats. — Was nämlich den Hunger betrifft, so setzt seine Anwesenheit in der Regel voraus, daß der Verdauungsapparat zu lange Zeit des Gegenstandes zweckmäßiger Thätigkeit entbehrte, wodurch die zur Verdauung bestimmten Säfte

sich

sich nicht blos anhäufen und so mechanisch reizen, sondern durch Stagniren auch zu einer Art chemischer Entmischung, ähnlich dem Sauer-, Scharfwerden u. dergl. bei unorganischen Stoffen, neigen und auch dadurch lästig auf ihren Behälter zurückwirken, wodurch denn auch Bewegungen erregt werden, die nur sich selber zum Gegenstande haben. — Beim Durste dagegen wird entweder aus Bedürfniß des Innern, der Organisation dem Verdauungsapparat alles Flüssige entführt, oder von im Magen enthaltenen festen Stoffen verschluckt: so daß der Verdauungsapparat in jedem Falle zu trocken und zu spröde ist. Auch dieser Zustand spiegelt sich in der Empfindung wieder; letzteres bei Hunger und Durst theils allgemein, theils örtlich.

Tod aus Hunger oder Durst nach Erscheinungen, Ursachen, Zeit.

§. 156.

Zwar scheint die Zeit, binnen welcher dem Menschen Hunger und Durst wiederkehren, nicht so streng zugemessen, sondern auch hierin der Willkühr viel Spielraum gelassen zu seyn; zwar hängt dieselbe theils von individueller Beschaffenheit des Verdauungsapparats ab, theils von Alter, Lebensart, Gewöhnung und einzelnen besonderen Zuständen und Zufällen, z. B. starken Geschwüren, starkem Schleim- oder Blutverlust, Schweiß u. s. w. — für den Durchschnitt aber scheint am natürlichsten eine Mahlzeit, aus Speisen und Getränk zugleich bestehend, wovon etwa erstere im Winter, letztere im Sommer überwiegen, zwischen Morgen und Mittag, und eine zwischen Mittag und Abend Statt finden zu sollen.

§. 157.

Mit den willkührlich gebrauchten Händen bringt der Mensch Speisen und Getränke zu dem willkührlich geöffneten Munde, in welchem der erste Akt der Verdauung Statt

Statt hat. Von den Lippen empfangen, theilen Festes zunächst die acht Schneidezähne mit Hülfe der den Unter- und Oberkiefer verbindenden und die Wangen großentheils bildenden Muskeln, die weiter auch das Zermalmen (Käuen) festerer Speisen mittelst der zwanzig Backenzähne leiten und unterstützen. Die vier Eckzähne machen, wie in der Gestalt, so auch in der Verrichtung, den Uebergang von den Schneidezähnen zu den Backenzähnen.

Verschiedene Fangvorrichtungen bei Thieren niedriger Ordnungen, Mandibulae, tentaculae, Rüssel, eigene Stachel ꝛc. — Die Zähne oder ihnen Analoges finden sich bei manchen Thiergattungen im Schlunde, im Magen, oder der Magen ist sehr stark muskulös, knorpelig und zermalmt so.

J. Hunter: Natürliche Geschichte der Zähne ꝛc. Aus dem Englischen. Leipzig, 1780.

Rob. Blake: De dentium format. et struct. in hom. et in var. animal. Edinb., 1790.

§. 158.

Beim Kauen hilft noch besonders die aus mehreren Muskellagen bestehende, nach hinten im Rachen an einem eigenen Knochen befestigte, nach vorn endlich freibeweglich in den Mund bis an die Schneidezähne ragende Zunge die Speisen hin- und herbewegen. Dabei sondert ferner nicht nur die Schleimhaut der ganzen Mundhöhle, die sehr reichlich mit Blutgefäßen und Schleimdrüschen versehen ist, Dunst und Schleim zur Befeuchtung und Lösung der Speisen ab, sondern letztere fangen bereits im Munde ganz eigentlich an verdaut zu werden, indem sie mit dem Mundspeichel in Wechselwirkung gerathen, der Theils durch die glandula parotis abgesondert und durch den ductus Stenonianus zwischen den Kaumuskeln durchgeführt, an der innern Backenfläche neben dem ersten obern Backenzahne ergossen wird, theils durch die glandula submaxillaris

xillaris mit dem sich am Zungenbändchen öffnenden ductus Whartonianus, theils durch die glandula sublingualis mit dem in eben genannter Gegend mündenden ductus Bartholinus.

§. 159.

Aber weder die Ausscheidung des Speichels, noch seine Wirkung auf die Speisen ist blos mechanisch zu erklären, sondern vielmehr vorzugsweise biochemisch. Letztere besteht im Allgemeinen in einem Besiegt- und Unterthanwerden der, als unorganischen, an sich minder lebendigen Nahrungsstoffe durch den lebendigeren Speichel, in welchem sich während des Kauens einestheils durch den Appetit oder Hunger, anderntheils durch den Reiz der eingenommenen Stoffe, nicht blos im Allgemeinen die Lebendigkeit erhöht, sondern das ganze individuelle Wesen des Genießenden reflektirt.

J. B. Siebold: Histor. syst. salival. physiol. et pathol. considerat. Jen., 1797.

Ansteckung durch den Speichel wüthender Thiere — verhältnißmäßig größere Bösartigkeit von Bißwunden von erzürnten Thieren — dagegen Heilsamkeit des Speichels bei ruhiger Gesundheit und Wohlwollen.

Chemische Untersuchung des Speichels: Thomsom: Syst. d. Chem. IV. S. 513 u. f. — John: Chem. Tabell. d. Thier. S. 27.

§. 160.

Die Mundverdauung ist von der Empfindung des eigentlich sogenannten Geschmacks begleitet, die im Allgemeinen nichts anderes ist, als die Wiederspiegelung des ganzen jedesmaligen subjektiven Verhältnisses des Käuenden zur gekautwerdenden Speise, durch den Nervenapparat des Mundes, meistens Aeste des fünften Paars der Hirnnerven, nerv. trigem., mit seinen vielfachen Verbindungen, welcher Vorgang weiter unten (in der

Lehre

Lehre von den Verrichtungen der Sinnwerkzeuge) näher betrachtet wird.

§. 161.

Die Empfindung des Geschmacks wird ganz besonders lebhaft beim **Hinunterschlucken** des Gekauten, wobei viele Muskeln zugleich harmonisch beschäftigt sind, die anfangs noch größtentheils der Willkühr zugänglich sind; aber schon im weiteren Fortgang des Schluckens mehr und mehr unwillkührlich wirken, womit übereinstimmend der Nervus vagus seine Herrschaft beginnt, die er im weiteren Verlauf des Verdauungsgeschäftes, dem der Willkühr unmittelbar, fast gänzlich unzugänglichen Ganglien-system abtritt.

§. 162.

Indeß die Begierde des Rachens, Kehlkopfes und Schlundes, mit der im Munde bearbeiteten Speise in Berührung zu kommen, immer größer wird, stemmt sich der vordere Theil der Zunge nach oben an den Gaumen, wodurch dieselbe nach hinten abhängig wird. Zugleich zieht sich das Gaumenseegel, das Mund- und Rachenhöhle scheidet, auf, und deckt dadurch zugleich die inneren Nasenöffnungen; das Zäpfchen verkürzt sich durch seinen Muskel, der Schlund hebt sich durch seine Muskeln entgegen, wobei der erschlaffte Kehldeckel zugleich die Stimmritze verschließt. — So raubt theils der Schlund der Zunge, theils gibt diese jenem die Speise, theils verschließt letzterer das wieder herabfallende Gaumenseegel rc. den Rückweg. Zum Theil zwar durch ihre eigene Schwere, zum Theil von der im wieder zurückgesunkenen, aus seinen eigenen Wänden und vom Zäpfchen, der Mandeln und der Schleimhaut des Rachens her, mehr und mehr angefeuchteten Schlunde erregten, abwärtsgehenden Bewegung fortgetrieben, hauptsächlich aber durch das eigene Bestreben

nach

nach gänzlicher, innigster Gemeinschaft mit dem höher Lebendigen, gelangt denn die mehr und mehr gelößte, und bis auf einen gewissen Grad bereits animalisirte und individualisirte Speise in den Magen.

Beim Trinken geht der ganze Proceß der Mund-, Rachen- und Schlundverdauung natürlich viel rascher vor sich.

F. v. Beverhorst: Diss. de fabric. et usu linguae. Lugd. Bat., 1739.

S. Th. Sömmerring: Abbild. d. menschl. Org. des Geschmacks und der Stimme. Frankf., 1806.

Ch. B. Albinus: De deglutitione. Lugd. B., 1740.

Paul Joh. Sandifort: Deglutit. mechanism. etc. Lugd. B., 1805.

§. 163.

Wie sich die Speiseröhre in den **Magen** erweitert, so gelangen auch die bereits bis auf einen gewissen Grad der organischen Belebtheit entgegengeführten Speisen durch das **ostium oesophageum** desselben oder die Cardia in den Magen, und zwar zunächst in den links liegenden Magengrund. Die innerste flockige Fläche, der innersten von den den Magen bildenden Schichten, sondert ebenfalls theils einen Dunst, theils Schleim ab, die mit dem niedergeschluckten Mundspeichel zusammen den eigenthümlichen sogenannten **Magensaft** bilden.

§. 164.

Nicht blos weil die Cardia durch eine Kreismuskellage geschlossen werden kann, oder weil eine Klappe die rechts liegende Oeffnung des Magens, sein **Ostium duodenale**, der **Pylorus** Pförtner, diesen vom Darme abschließt, bleibt die der Verdauung unterworfene Nahrung einige nach Umständen verschiedene lange Zeit im Magen; sondern zugleich und hauptsächlich wegen der biochemischen Verwandtschaft der bis auf einen gewissen Grad verähnlichten Nahrung und der eigenthümlichen Belebtheit des Magens. Durch dieses biochemische Verhältniß, das besonders, mittelst des Magensaftes, verwirklicht, und von der spiralförmigen, jedoch gelinden, Bewegung, so wie von der Wärme des Magens unterstützt wird, gedeiht die Verähnlichung der nunmehr in eigentlich sogenannten Speisebrei, Chylus, verwandelten Nahrung abermals um eine Stufe weiter.

§. 165.

Das die Magenverdauung begleitende Gefühl ist gesetzmäßig sehr schwach; denn das Hauptsächlichste bei dem Verdauungsgeschäfte ist Wiederholung des Pflanzenlebens im Menschen, und somit die damit verknüpfte Bewegung mehr unmerklich innerlich, und die Empfindung, theils ebenfalls schwach, theils dem Bewußtseyn ziemlich entrückt. Die knotige, geflechtartige Natur der reichlichen, größtentheils zum sogenannten Gangliensystem gehörenden, und mit dem **Nervus vagus** in Verbindung stehenden Nerven des Magens ist nicht sowohl Ursache von jener Erscheinung, als vielmehr gleichzeitige Folge aus dem gemeinschaftlichen Grunde. — Ist der Chymus im Magen gehörig zubereitet, so gestattet ihm, der nun seinerseits von selbst nach dem strebt, was ihm weiter bevorsteht, so wie er andrerseits in Bezug auf das, was er noch werden soll, und wo sein Ziel ist, angezogen wird, der Pförtner aus organisch-lebendiger Harmonie von selbst den Ausgang in den Darmkanal, wobei die einmal von oben nach unten angefangene, durch Längen- und Queermuskelfasern ausgeführte sogenannte wurmförmige oder peristaltische Bewegung als Hülfsmoment erscheint.

Die unvollkommensten Thiere sind fast nichts, als Magen — bei bereits entwickelteren, z. B. selbst noch

bei

bei vielen Fischen ist Schlund, Magen rc. noch wenig unterschieden. — Die Vögel haben mehrere magenartige Anschwellungen der Speiseröhre nach einander, worunter bei den körnerfressenden Eine besonders dicht-muskulös und selbst knorpelig ist. — Unter den Säugthieren kommt nicht blos Aehnliches vor, sondern zeichnen sich besonders die Gehörnten und Wiederkäuer durch einen vierfachen Magen aus.

Chemische Untersuchung des Magensaftes: Berzelius: Uebersicht der thierischen Chemie. S. 48.

Autenrieth: Handbuch der Physiologie, II. §. 596.

V. Carminati: Untersuchungen über den Gebrauch des Magensaftes in der Arzneikunde, aus dem Italienischen. Wien, 1785.

J. Senebier: Beobachtung über den Gebrauch des Magensaftes rc., aus dem Französischen. Mannheim, 1785.

J. Chr. Kruse: Ventricul hum. anat. et physiol. consid. Regiom., 1788.

Spallanzani: Versuche über das Verdauungsgesch. des Menschen und verschiedener Thierarten, nebst Bemerk. von Senebier, übers. von Chr. Fr. Michaelis. Leipz., 1785.

G. Fordyce: Neue Untersuch. des Verdauungsgesch. der Nahrungsm., aus dem Englischen. Zitt. und Leipz., 1793.

A. G. F. Emmert: Beiträge zur nähern Kenntniß des Speisesaftes und dessen Bereitung in Reil's Arch., Bd. 8.

§. 166.

Der Speisebrei gelangt, portionenweise durch den Pförtner gehend, zunächst in den Zwölffingerdarm, der, wie der ganze Dünndarm, eine zahlreich schmal gefaltete (Valvul. Kerkringii) und flockige (villosa) innerste Haut hat, aus der unmittelbar die den vollends zubereiteten Speisesaft, Chylus, aufnehmenden und wegführenden Milchgefäße, Vasa chylifera, abgehen, und in der ebenfalls reichlich Schleim (Glandul. Peyer. und Gland. Brunner.) und Darmsaft (succus entericus) abgesondert werden.

§. 167.

Im Zwölffingerdarm findet wohl der lebendigste, innigste Verdauungsmoment Statt, und hier tritt zugleich die unmittelbare Mitwirkung des Lebersystems und des Pankreas dazu. Zunehmende Wärme (Kochung der Speisen), fortdauernde peristaltische Bewegung und Befeuchtung sind dabei nur Nebenerscheinungen; Hauptsache ist die eigenthümliche Belebtheit dieses Theils des Verdauungsapparats und die organische Harmonie, in Bezug auf das Bedürfniß der Organisation nach Stoffersatz einerseits, und auf die Zerstörung und Veredlung (Verähnlichung) des Eingenommenen anderntheils.

Magen und Darmkanal überhaupt machen den weiblichen Pol des ganzen Verdauungsgeschäftes aus, das sich selber wieder gegen die Athmung weiblich verhält.

§. 168.

Vor allem aus dieser organischen Harmonie ist denn auch die größere Belebtheit des Lebersystems und des Pankreas zu erklären; denn zunehmende Bewegung im Zwölffingerdarm, Reiz der Speisen u. dergl. sind untergeordnete Nebensachen. Die Leber sendet nämlich dem im Zwölffingerdarm angekommenen Speisebrei die Galle, das Pankreas den pankreatischen Saft.

Jene sondert den eigenartigen Saft, die Galle, in ihrer ganzen Substanz ab, sammelt solche durch die ductus biliarii, die sich in immer wenigere und größere Aeste sammeln, und endlich den einzigen ductus hepaticus bilden. — Von diesem trennt sich die fast birnförmige Gallenblase ab, in der die Galle, bis sie im größeren Maaße nöthig wird, sich theilweise ansammelt und koncentrirt, und deren Ausführungsgang (ductus cysticus) sich mit dem ductus hepat. zu dem ductus choledochus vereinigt. Letzterer durchbohrt schief die Wand des Zwölffingerdarms, und ergießt die Galle in denselben.

Der

Der pankreatische Saft, aus dem hinter dem Magen und in derselben Längenrichtung, wie dieser, mit dem schmaleren Theile links, mit dem stumpferen rechts liegenden Pankreas ausgesondert, und durch den ductus Wirsungian. ausgeführt, fällt entweder auf gleiche Weise, wie die Galle, neben deren Mündung, oder ganz zugleich mit ihr, nachdem sich vorher der duct. Wirsung. und choledoch. vereinigt haben, in den Zwölffingerdarm.

§. 169.

Wie das ganze Pankreas mehr nur des Gegensatzes wegen da zu seyn scheint, den (an sich weiblichen) Darm in männlicher Form wiederholend, so scheint auch der pankreatische Saft keine sehr specifische Bestimmung und große Wirksamkeit zu haben, vielmehr, als ein ziemlich indifferentes Fluidum, fast nur zum Verdünnen und Reizabstumpfen beizutragen. Damit in Uebereinstimmung haben denn auch schon die meisten Fische, anstatt eines Pankreas, nur schleimabsondernde häutige Anhänge am Pylorus und blinde Darmerweiterungen.

Regn. de Graaf: De succ. pancreat. Lugd. B., 1664.
Ph. d'Orville: Fabrica pancreatis. Lugd. B., 1745.
G. Cp. Maur. Hofmann: De Pancreate ejusque morbis etc. Norimb., 1807.
Fr. Hildebrand: Ueber den Zweck des Pankreas. In den Abhandlungen der phys. med. Soc. in Erlangen, Bd. 1. X. Frankf., 1810.
Cuvier: Vergleichende Anatomie, Bd. 3. S. 600 — 610. In 24 Stunden scheinen gegen 9 Unzen pankreatischer Saft abgesondert zu werden. Haller: Elem. phys. VI. 446.

§. 170.

Dagegen charakterisirt sich das Erzeugniß der Leber, die, dem Darme gegenüberstehend, das männliche Princip der gesammten Verdauung repräsentirt, die Galle nämlich, als höchst wichtiger und sehr bestimmt wirken=

wirkender Verdauungssaft. Abgesehen davon, daß die Leber mittelst der Gallen-Bereitung und Ausscheidung zur gesammten Blutbereitung in einem keineswegs unwichtigen Verhältnisse steht: so scheint der Eintritt der Galle selber in den Dünndarm den Speisebrei hauptsächlich zunächst in zwei Richtungen zu differenziren, wovon der eine Theil, der Chylus oder Milchsaft, das Nährende von den Nahrungsstoffen am reinsten und im indifferentesten Zustande, als Infusorialsubstanz oder organischen Urschleim, darstellt; der andere aber, der Koth, als unorganisch bleibendes, und daher aus dem Bereiche des Organismus auszuscheidendes erscheint, mit dem zugleich ein Theil des in der Galle enthaltenen, aus der Organisation zu entfernenden, sich verbindet (Von dieser reinigenden Funktion der Leber durch die Galle weiter unten).

Den Chylus für Infusorialsubstanz des thierisch Organischen zu erklären, rechtfertigt unter anderen auch die Aehnlichkeit seines Geruchs mit dem des männlichen Saamens. S. Reil's und Autenrieth's Arch. Bd. 8. S. 151.

Die Annahme (Haller: El. phys. VI. 606.), daß binnen 24 Stunden gegen 24 Unzen Galle abgeschieden werden, scheint übertrieben.

Seb. Goldwitz: Neue Versuche zu einer wahren Physiologie der Galle. Bamb., 1785.

G. M. Richter: experim. circa bilis natur. Erl., 1788.

Crell's chemische Annalen, 1793. II. 457.

§. 171.

Den Reiz, den die Galle auf den Darm ausübt, und durch den sie diesen in lebhafter Bewegung erhalten soll u. dergl., sind durchaus Nebensachen. — Ein Ganzes mit der Leber macht übrigens, der Verrichtung nach, die Milz aus. Sie ist als weibliche Leber zu betrachten, und darum, weil sie mehr nur des allgemeinen Gegensatzes wegen vorhanden ist, hat

sie

sie auch keine so besondere und wichtige Bedeutung für die Verdauung. — Mit dieser Würdigung stimmt auch überein ihr so verschiedenes Vorkommen in der Thierwelt, nach Gestalt, physikalischen Eigenschaften, Lage u. s. w., ferner die Beobachtung, daß mit auffallenden Veränderungen, ja sogar mit Mangel derselben bei Thieren und selbst bei Menschen, dennoch fast vollkommene Gesundheit besteht. Dagegen spricht die ausgezeichnete Beschaffenheit des in ihr höchst langsam kreisenden Blutes; der sich durchgängig in allen Thierklassen, welche eine Milz haben (Säugthiere, Vögel, Fische und Amphibien), findende Uebergang des Milzsaftes in die Leber; die ganze dunkle, schwammige Struktur voll Gefäßverwickelungen der Milz u. dergl. m. dafür, daß die Milz der Leber in so fern nur vorarbeite, als jene, ihrer weiblichen Natur angemessen, das aus dem Blute aufnimmt, was dann die Leber durch die Gallenabsonderung (männlich) mit ausscheidet.

Leber, oder etwas ihr analoges, findet sich, nach dem Herzen und Darmkanal, am allgemeinsten im Thierreiche, durch alle Klassen.

C. Metzger: Anat. hepat. compos. spec. Regiom., 1796.

W. Saunder: Abhandlung über die Struktur, Oekon. und Krankheit der Leber 2c., aus dem Englischen. Dresden und Leipzig, 1795.

Ueber die Milz vergl. Cuvier: Vergl. Anat. III. 614. 2c.

Chr. Lud. Roloff: De fabr. et funct. lien. Frcf., 1750.

Conr. Henr. Merk: Anat. et phys. lien. Gies., 1784.

Andeutung der verschiedenen Hauptansichten über die Bedeutung der Milz und der Leber, von Platon's Zeiten bis in die neuesten.

§. 172.

Durch die mittelst der tunica carnea des Darms ausgeübte peristaltische Bewegung, vom Magen nach dem After zu gerichtet, werden die Verdauungssäfte, die zum Theil

Theil noch fortwährend von der innersten Darmwand abgesondert werden, und die durch sie in Verdauung begriffenen Speisen immer inniger gemischt, und ihre biochemische Wechselwirkung vollendet. Dadurch scheidet sich immer mehr eigentlicher Chylus ab, der bläulich weißen Aussehens, schwach salzigen, nicht unangenehmen Geschmacks, von ähnlichem Geruch ist, wie männlicher Saamen, und sich leicht in einen schleimigt-fadenartigen und wäßrigen Theil scheidet, dem chemischen Verhalten nach aber mit dem Blute am nächsten übereinkommt.

Vergl. Emmert's und Reuß's Untersuch. in Scherer's allgem. Journ. der Chemie V., St. 30. S. 162. Desgl. Reil's Arch. VIII. 151.— Wilbrand's Physiologie, §. 99.

§. 173.

Der Chylus wird nun von den aus der lockern (zottigen) Fläche des Dünndarms höchst zart ausgehenden sogenannten Milchgefäßen, die in ihren vielfachen unendlich feinen Anfängen wohl zum Theil einzeln eben so leicht und schnell wieder verschwinden, als sich neu erzeugen mögen, in Folge des inneren Bedürfnisses nach Ersatz einerseits aufgesaugt, andrerseits strebt er aber wohl von selbst in sie, um, bisher aus Unorganischem zu organischer Indifferenz (Infusorialsubstanz) verwandelt, weiter gar mit individueller Bedeutung thierisch lebendig zu werden. — Gewiß ist aber das Aufnehmen dieses Saftes durch die Anfänge der Milchgefäße erst nur ein Tränken feiner Flöckchen mit demselben, die erst im weiteren Verlauf eine wirkliche Gefäßform (Höhlung) erhalten. — Die Fortbewegung des Chylus in den Milchgefäßen wird außerdem noch unterstützt durch die

Muskel-

Muskelbewegung des Bauchs, durch die peristaltische Bewegung des Darms, durch das Haarröhrchen ähnliche Verhalten der Gefäße u. s. f.

Vergl. Wilbrand's Physiologie, Kap. XI.

§. 174.

Zur weiteren Veredlung gelangt denn der Chylus, mittelst der Milchgefäße, allmählig in die Gekrösdrüßen, in denen er auch schon durch den wegen ihres verwickelten Baues nöthigen langsameren Durchgang noch besonders eine veredelnde Veränderung erfahren muß. — Das Fett der Gekröse scheint übrigens seine Bedeutung darin zu haben, daß es (was auch vom Fett, in Bezug auf die ganze leibliche Organisation, gilt), bei mehr mit Willkühr lebenden und sich denn auch nährenden Wesen, als Ueberschuß des Nahrungssaftes im Verhältniß zu dem wirklichen Bedürfnisse abgesetzt, aufbewahrt, und erst bei etwa eintretendem Mangel, verbraucht wird. — Uebrigens sammeln sich die aus diesen (Saugader-) Drüßen führenden Saftgefäße allmählig in immer wenigere und größere Aeste, bis sich diese endlich noch im Unterleibe in den, weiter im hintern Theile der Brust aufsteigenden Milchbrustgang (ductus thorac.) koncentriren, in welchem der Chylus bereits so potenzirt gefunden wird, daß man, wenigstens bei Thieren, schon rothe Blutkügelchen in ihm entdeckte (Treviranus: Biologie IV. 496.). — Ein geringer, jedoch nach Umständen wahrscheinlich beträchtlich werdender, Theil des Chylus wird indessen wohl sogleich den Gekrösvenen übergeben (Lenhossék: Physiol. med. III. §. 309.).

In den niedrigsten Thierorganisationen, die gar keinen Gefäßapparat haben, schwitzt der Chylus unmittelbar durch die Darmwand in das übrige Schleimgewebe. —

In

In schon vollkommneren (Insekten, Mollusken, Würmern) nehmen die einzig vorhandenen Gefäße auch den Chylus sogleich auf. — Bei noch vollkommneren führen wenigstens die aufsaugenden Gefäße sogleich in den ductus thoracicus. Selbst die vollkommensten Thiere haben weniger Lymphdrüßen als der Mensch (Cuvier: Vergl. Anat. III. 643., 721 ꝛc.).

Masgagni: Vasor. lymph. corp. hum. histor. etc. Jen., 1787.

§. 175.

Ueber die zweilippige Grimmdarmklappe (Valv. coli s. Fallop. s. Bauhin.) aus dem dünnen Darm in den dicken angelangt, wird nun besonders im Blinddarm, mit seinem wurmförmigen, an Schleimhöhlen reichen Anhang, der Koth deutlich von noch mit vorhandenem Chylus geschieden. — Der Blinddarm stellt auch der Verrichtung nach die Indifferenz zwischen Zwölffingerdarm und Mastdarm dar, und ist mit seinem Anhange eine untergeordnete Wiederholung des Magens mit dem Pankreas.

Durch die zwar reichlich Schleim absondernde, aber der Zotten entbehrende, und mit weniger Runzeln und Sauggefäßen versehene innere Haut des Dickdarms in seinem weiteren Verlauf wird, jedoch je weiter vorwärts, desto weniger, noch etwas Chylus aufgenommen: hauptsächlich wird aber durch den Dickdarm der, mit Schleim gefeuchtete, von dem mit auszuscheidenden Theil der Galle bräunlich gelb gefärbte, von mittlerer Consistenz durch den Ausgang aus dem After cylindrisch geformte, fadsüßlich schmeckende und eigenartig riechende, an brennbaren Stoffen reiche Koth der Afteröffnung zugetrieben. — Uebrigens verdaut bis auf einen gewissen Grad selbst der Mastdarm noch nährende Clystiere.

§. 176.

Wie die Empfindung des Hungers und weiter des Geschmacks vor und zu Anfang der Verdauung: so auch in Bezug auf die endliche Ausleerung des sich im Mastdarm ansammelnden Kothes eine vorbereitende Empfindung (Drang, Noth ꝛc.) und eine die Ausleerung selber begleitende an sich ziemlich behagliche. — Deßgleichen, wie der Anfang der Verdauung willkührlich geschah, so auch die Ausleerung. Zunächst reizt der angehäufte Koth den Mastdarm zu Zusammenziehungen, mit der noch vom Munde an abwärts strebenden Richtung. Die das äußere Ende des Mastdarms, den After, ringförmig umgebenden Schließmuskeln dehnen sich dabei aus, die Aufhebemuskeln erweitern die Afteröffnung, die Längenfibern und Cirkelfasern des Mastdarms ziehen sich wechselnd zusammen; einige Dammmuskeln, die musc. coccyg. und levat. coccyg., so wie das Zwerchfell, und die nach innen gezogenen Bauchmuskeln helfen.

§. 177.

Die Zeit, binnen und zu welcher das Bedürfniß der Ausleerung wiederkehrt, hängt von mancherlei mehr Zufälligem und größtentheils von Gewöhnung ab. Im Durchschnitt in 24 Stunden Einmal.

Gestalt, Farbe, Geruch ꝛc. des Kothes bei den verschiedenen Thieren nach dem Darmapparat, Nahrungsmitteln u. s. f. verschieden.

§. 178.

Wie übrigens einerseits, wenn auch immer weniger, durch den ganzen Darm Chylus mittelst der Milchgefäße aufgenommen wird. — Wie etwas Aehnliches gewiß zum Theil auch schon im Munde u. s. f. geschieht: so geschieht eine Art Verdauung auch nicht blos

auf

auf der ganzen äußeren Haut, sondern überhaupt in dem gesammten Schleim- oder Zellsystem, das die ganze Organisation durchdringt und sich zunächst in die häutigen Gebilde gestaltet — und somit denn auch, wenn auch im geringeren Maaße als im eigentlichen Verdauungsapparat, eine Aufnahme einer Art Chylus einerseits, und, nach Analogie des Venenbluts, zugleich an manchen Stellen eines Verlebten andrerseits = eigentlich sogenannte Lymphe — durch aus jenem ganzen Bereiche entspringende Lymphgefäße, die allenthalben auch durch Lymphdrüßen führen; wie die Milchgefäße sich erst in größere Stämme und endlich größtentheils sich ebenfalls in den ductus thorac. vereinigen.

Letzterer bringt seinen Inhalt in die linke Schlüsselbeinvene, in die er mit einer eigenen Klappe an der Mündung, zur Verhütung des Eintritts von Venenblute, sich ergießt. — Nur wenige Lymphgefäße aus dem oberen Theil des Körpers an der rechten Seite ergießen sich durch einige besondere Stämme in die rechte Drosselvene.

Joh. Bernh. Wilbrand: über das Hautsystem. Giesen, 1813.

b.

Athmung.

§. 179.

Durch die Athmung wird die vereinigte Masse des Chylus der übrigen Lymphe und der Inhalt des gesammten Venen-Apparats, der aus allen Theilen des Körpers des bereits bis auf einen gewissen Grad verlebten führt, durch Ausscheidung eines Theils und hauptsächlich, und durch Aufnahme andern Theils auf eine eigenthümliche Weise veredelt und fähig gemacht, allen Theilen des Leibes als neubelebender Ersatz eingebildet zu werden. Die

ganze

ganze Verrichtung des Athmens ist eines Theils fast ganz willkührlich; geht aber unter Umständen auch ganz unwillkührlich vor sich, und wird übrigens mittelst der Nase und des in die Luftröhre sich fortsetzenden Kehlkopfs, ferner hauptsächlich durch die Lungen einer eigenthümlichen Fortsetzung und Entwickelung der Luftröhre geführt. Die beiden Lungen bekommen den zu veredelnden Saft (venöses oder schwarzes Blut) durch die sogenannten Lungen-Arterien aus der vordern oder rechten Herzkammer, und senden ihn, gehörig verändert, mittelst der sogenannten Lungenvenen in die hintere oder linke Herznebenkammer zurück. Die beiden Säcke des Brustfells, welche beide Lungen enthalten, stoßen in der Mitte zusammen und bilden dadurch sowohl nach dem Rucken, als nach dem Brustbein eigene Räume, das Mediastinum posticum und anticum, in welchem letzteren die sogenannte Brust- oder Milchdrüße (Thymus) liegt.

§. 180.

Der Zweck der Athmung wird außerdem mittelst der atmosphärischen Luft erreicht, welche in die Lungen eingenommen und nach kurzer Zeit mit verringerter Quantität und veränderter Qualität wieder ausgestoßen wird. Die atmosphärische Luft, dem (anorganisch) chemischen Experiment unterworfen, läßt sich hauptsächlich in Sauerstoff- und Stickstoff-Gas (mit wenigem Kohlenstoffgas) theilen, die sich ungefähr wie 27 zu 73 verhalten; die wieder ausgeathmete Luft, ebenfalls dem chemischen Experiment unterworfen, zeigt einen bedeutenden Verlust an Sauerstoffgehalt (die binnen 24 Stunden eingeathmete Quantität über 2 Pfund) einen geringeren Verlust von Stickstoff-Gehalt (in 24 Stunden 4½ Unze); dagegen einen sehr bedeutenden Zuwachs von kohlensaurem Gas (in 24 Stunden gegen 3 Pfund).

Priestley: Vers. und Beobacht. über verschiedene Gattungen der Luft (Crell's chem. Journ. Bd. 1.).

Dessel-

Desselben: The connex. of life with respiration. London, 1788.
Ed. Goodwyn: Erfahrungsmäs. Unters. der Wirk. des Ertrinkens ꝛc. Aus d. Engl. v. Michaelis. Leipzig, 1790.
Lavoisier: Mém. de l'Acad. (Crell's Entdeck. Bd. V.).
Rob. Menzies: Diss. on respir. Edinb., 1796.
Spalanzani: Ueber das Athemholen. Aus d. Franz., mit Zusätzen von Senebier. Leipzig, 1804.
Wilbrand: Ueber d. Verhält. der Luft zum Org. ꝛc. Münster, 1807.
J. Bostock: Vers. über d. Athemh. Aus dem Englischen von Nolde. Frankfurt, 1809.
P. H. Nysten: Recherch. de phys. et de chim. etc. Paris, 1811.
C. C. Crève: Vom Chemism. d. Respir. Frankf., 1812.
C. Bartels: Die Respir. als vom Gehirn abhängige Beweg. und als chem. Proc. ꝛc. Breslau, 1813.
H. Davy: Chem. und phys. Unters. über d. oxyd. Stickgas und das Athmen dess. Aus dem Engl. Lemgo, 1814.

§. 181.

Da aber weder die Lungen und der übrige Athmungs-Apparat, noch das Blut, ja nicht einmal die atmosphärische Luft in der Totalität, aus der sie größtentheils unmittelbar geathmet wird, anorganische Dinge sind, so können auch obige Resultate der anorganisch chemischen Behandlung keine direkte Anwendung finden, so etwa, daß man sagte: durch das Athmen werde dem venösen Blute Sauerstoff zugeführt, das Athmen sey ein Verbrennen, u. dergl. *). Auch ist Athmen in der reinen Sauerstoff-Luft dem Leben eben so gefährlich, als das Einathmen anderer einfacher Luftarten, nur auf andere Weise. Zudem ist beim Athmen nicht das Aufnehmen, sondern das Ausscheiden Hauptsache: denn diese Verrichtung verhält

*) Wilbrand: Physiol. Kap. XVII. u. f. — Crève a. a. O. S. 9—25. verneint überhaupt, daß das Venenblut im Athmen positiv oxydirt werde; das Oxygen werde nur zur Kohlensäurebildung verwendet.

hält sich, im Vergleich zur Verdauung, im Ganzen vorherrschend positiv, männlich, wofür denn auch die größere Quantität des aus der ausgeathmeten Luft zu gewinnenden kohlensauren Gases, als von der eingeathmeten Sauerstoff- und Stickstoff-Luft aufgenommen wurde, spricht; so wie denn auch die längere Dauer jeder einzelnen Ausathmung im Vergleich der Einathmung u. dergl. mehr *).

§. 182.

Zum Einathmen nöthigt eine eigne Empfindung von Beklemmung, die sich durch den vom nervus vagus herrührenden Nervenapparat der Lungen dunkel, doch unter Umständen dringend im Bewußtseyn ankündigt. Diese Beklemmung ist es auch hauptsächlich, welche Neugeborne zum ersten Einathmen instinktmäßig antreibt **). — Im Durchschnitt athmet übrigens der Mensch in einer Minute gegen 20 mal, doch ändert sich dieses Verhältniß nach Umständen sehr ab ***), das Wiederausathmen wird ebenfalls durch die Empfindung von Beklemmung, physischer Angst, abgenöthigt, die einestheils und hauptsächlich bedingt ist durch das Bedürfniß, minder lebendiges und brauchbares aus dem in die Lungen gedrungenen Blute auszuscheiden und dagegen passenderes einzunehmen; anderntheils aber durch das Streben der dabei beschäftigten, theils eigentlich irritablen, theils elastischen Theile, den gegenwärtigen gespannten Zustand mit dem entgegengesetzten zu vertauschen, wozu sie auch noch durch das entgegengesetzte Bestreben anderer ebenfalls dabei betheiligter Theile (Antagonisten) gedrängt werden. Im regelmäßi-

*) Lenhossék a. a. O. Bd. 3. S. 255.

**) Verschiedene Erklärungsweisen darüber von Harvey, Whitt, Haller, Darwin, Buffon, Bostock, Reißeisen u. A.

***) Verschiedenheit der Zeitfolge von Inspiration und Exspiration bei den verschiedenen Thierarten.

mäßigen Hergang des Lebens sind aber jene Empfindungen ganz leise und die Befriedigung ihrer Anforderung von einem behaglichen Gefühle begleitet.

§. 183.

Das Einathmen, wie das Ausathmen, wird durch einen sehr zusammengesetzten, einen Hauptantagonismus in sich schließenden Bewegungs-Apparat vollzogen. Indeß demnach beim Einathmen sich das Zwerchfell nach seiner Mitte zusammenzieht und somit seine außerdem nach der Brust herauf gerichtete Convexität verflacht, wodurch zugleich die Baucheingeweide etwas nach unten gedrückt werden, was die Bauchmuskeln durch Ausdehnung noch mehr unterstützen: so geschieht beim Ausathmen in Bezug auf die genannten Theile gerade das Entgegengesetzte. Ferner ziehen sich beim Einathmen die Zwischen-Rippen-Muskeln, besonders zwischen den untern Rippen etwas zusammen, wodurch die Rippen nach oben den Thorax erweiternd, gezogen werden. Ganz ähnlich wirken dabei die levatores costarum, so wie der serratus posticus superior und die drei scaleni, welche Muskeln sämmtlich von der Wirbelsäule nach den Rippen vor und herabgreifen. Beim Ausathmen dehnen sich dieselben im Gegentheil nicht blos aus, sondern ihnen wirken durch Zusammenziehung auch eigens entgegen der serratus posticus inferior und der sterno-costalis, welche die Rippen ab- und einwärts ziehen, was zum Theil auch der quadratus lumborum der sacrolumbalis und logissimus dorsi thun. Alle diese Bewegungen sind beim gesunden Athmen von geringem Umfange, bei krankhaft erschwertem aber viel umpfänglicher und von noch mehreren benachbarten Muskeln unterstützt.

Troxler: Vers. in der organ. Phys. Jena, 1804. — V. Ueber d. Princ. und d. Antagon der Muskularthät. bei d. Respir.

§. 184.

§. 184.

Die inneren eigentlichen Respirationsorgane betreffend, so erweitert sich beim Durchgang der regelmäßig durch die Nase, möglicher Weise aber auch durch den Mund eingezogenen Luft, nachdem dieselbe vom Rachen aus durch die Oeffnung des Kehlkopfs, der durch eine weichknorplige Klappe geschlossen werden kann, gedrungen ist, die vom Kehlkopfe, der weniger der Athmung an sich, als der Stimme dient, fortgesetzte Luftröhre, nebst den aus dieser entspringenden Bronchien und deren weiteren Aesten nach allen Dimensionen dergestalt, daß sich die nach vorne liegenden C=förmigen Knorpelringe von einander entfernen und der übrige häutig muskelige Theil derselben sich ausdehnt. Desgleichen blähen sich die unzähligen, sich blind in Zellchen oder Bläschen endigenden Verästlungen der Bronchien von Luft auf, so, daß die, bis gegen 280 Cubikzoll Luft zu fassen fähigen Lungen zwar fast die Brustfelle ganz ausfüllen, zugleich aber auch höchst locker und leicht werden. Von alle dem findet nach dem Ausathmen bis auf einen gewissen Grad das Gegentheil Statt.

§. 185.

Mit einem gewöhnlichen Athemzuge werden ungefähr 40 Cubikzoll (in 24 Stunden von einem gesunden erwachsenen Menschen, ungefähr 666 Cubikfuß) Luft eingenommen; bei jedem Ausathmen aber wenigstens der 7te Theil des ganzen Inhalts wieder ausgestoßen (Bostock a. a. O.). — Beim Ein= und Ausathmen ist aber das mechanische Moment bei weitem das Geringste. Die Hauptsache dabei ist eine biochemische Wechselwirkung zwischen dem in die Lungen strömenden Blut und der atmosphärischen Luft, vermöge welcher letztere eben so sehr angezogen wird, als sie selbst hinstrebt. Dabei ist deßhalb das über das Verhältniß der Nahrungsstoffe und der

Verdauungswerkzeuge Gesagte, so wie selbst aus der anorganischen Chemie das als Analoges zu vergleichen, was aus sogenannter Wahlverwandtschaft erfolgt.

§. 186.

Wie sich einerseits die Luftgefäße der Lungensubstanz auf das Vielfachste zertheilen, so andrerseits die aus dem Herzen nach den Lungen gehenden Blutgefäße (Lungenarterien), die aus der rechten Herzkammer mit Einem Stamme entspringend, sich zuerst in einen nach der rechten und in einen nach der linken Lunge gehenden Ast, jeder dieser Aeste abermals für die einzelnen Lappen jeder Lunge, und endlich ins sinnlich nicht mehr erreichbare Vielfache und Kleine. Und so begegnen sich in der gesammten Substanz der Lungen allenthalben Luft- und Blut-Gefäße, die ihre Wechselwirkung nach aller Analogie werden vollziehen können, ohne daß die Substanz beider, mit Aufhebung aller Gefäßform, sich gänzlich zu indifferenziren braucht, da anzunehmen ist, daß mit der höchsten Verfeinerung der Form der beiderseitigen Gefäße auch die äußerste Subtilität ihrer Masse parallel gehen müsse.

Vergl. Wilbrand a. a. O. Kap. XX.

§. 187.

Die letzten Verzweigungen der Lungenarterien, die in feinen, dichten Netzen die Luftzellchen umgeben, sind zugleich, bei minder erweiterten Lungen, also bei jedesmaligem Ausathmen, vielfach gewunden und geschlängelt, und werden dann auch außerdem einigermaßen gepreßt. Dieß befördert den Rückfluß der Blutmasse durch die Lungenvenen wieder nach dem Herzen. Doch ist dieser Druck nur Nebensache; der Rückfluß wird der Hauptsache

nach

nach auf organisch lebendige Weise besonders dadurch bedingt, daß das nun auf's Höchste belebte Blut seinem Ziele, der organischen Masse eingebildet zu werden, in deren ganzen Bereich es nach seinem Durchgang durch das Herz von den Arterien geführt wird, einestheils selbst entgegengestrebt, anderntheils von der, neubelebten Ersatz bedurfenden, organischen Materie lebendig angezogen wird.

Sowohl von jenem mechanischen Hülfsmoment, als von diesem lebendigen Wechselverhältniß findet beim Einathmen in Bezug auf das vom Herzen her frisch in die Lungen einströmende Blut das Entgegengesetzte Statt.

§. 188.

So fein sich die Lungen-Arterien in der Lungen-Substanz theilen, eben so fein fangen die Lungenvenen aus derselben an, sich in immer wenigere größere Aeste vereinigend. Daß dabei letzte Endigungen der Lungen-Arterien und erste Anfänge der Lungenvenen unmittelbar communiciren, ist eben so wahrscheinlich gemacht, als sich die Ansicht rechtfertigen und mit ersterer bis auf einen gewissen Grad vereinigen läßt, daß auch feinste Endigungen der Lungen-Arterien rein in die Lungensubstanz untergehen und feinste Anfänge der Lungenvenen rein und unmittelbar aus letzterer hervorgehen.

In keinem Falle geht bei der nächsten Ausathmung alles Blut wieder nach dem Herzen zurück, was bei der vorigen Einathmung in die Lungen gedrungen war.

§. 189.

Uebrigens geschieht dem Wesentlichen nach die Umwandlung und Veredlung des Bluts durch die Athmung dadurch, daß theils und hauptsächlich das aus allen Theilen der Organisation herbeigeführte dem Leben schon gedient habende und von ihm bis auf einen gewissen Grad gleichsam verschlackte (was sich der anorganischen Chemie als Kohlenstoff darstellt) ausgesondert, theils aus der, an sich unter allem Irdischen der Ur-Indifferenz der allgemeinen Lebenskraft nah verwandtesten Atmosphäre der edelste, noch freieste allgemeinste Theil aufgenommen wird. Beides geschieht in demselben lebendigen Akt der biochemischen Wechselwirkung zwischen Venenblut und der geathmeten Luft.

Die nächsten Zeichen der höheren Belebung des Bluts durch diesen Akt, durch den es aus Venen- zu Arterien-Blut wird, sind höhere Röthe, schnellere Gerinnbarkeit, größerer Reichthum an Faserstoff, größere Individualisirung, die sich durch bestimmte Form und Häufigkeit der Blutkügelchen ankündigt, geringeres Volumen *), größere Wärmekapacität, kräftigere Beweglichkeit u. s. w.

§. 190.

In der im Ganzen gegen die Verdauung gehalten positiv oder männlich erscheinenden Function der Athmung ist der Gegensatz zwischen Männlichem und Weiblichem selber nochmals wiederholt durch die Lungen einerseits, und die Thymus andererseits. Die Thymus scheint demnach die Athmung unter weiblicher Form bis auf einen gewissen Grad insofern vicariiren zu sollen, daß sie vorzugsweise nur aufnimmt, und noch dazu das Aufgenommene in ihre eigene Masse verwandelt. Dieß scheint sie zu thun im Fötus, sofern in demselben wenigstens später eine geringe Quantität Bluts nach den Lungen

*) Die sogenannten Lungenvenen verhalten sich zu den Lungenarterien dem Volumen nach, wie 2 zu 3 (Meckel d. Aelt.), oder wie 12 zu 14 — 15 (Haller) ꝛc.

J. Andr. Hammerschmidt: Notabile discrim. inter sanguin. arter. et venos. Goett., 1753.

gen geht. Desgleichen spricht dafür, daß bei allen Thieren, die eine Thymus haben (Säugthiere und Vögel), die Entwickelung derselben gegen die der Lungen in umgekehrten Verhältnisse steht *); ferner, daß dieselbe bei mehrern Winterschläfern während des Winterschlafes, in welchem die Lungenathmung höchst gering ist, an Masse zunimmt **), daß sie nicht selten entsprechend vergrößert gefunden wird auch bei Menschen, die an Lungenfehlern litten ***); daß sie besonders entwickelt und durch das ganze Leben dauernd bei Thieren vorkommt, bei welchen durch Tauchen unter das Wasser die Lungenathmung oft lange unterbrochen ist ****); daß sie sich durch Lufteinblasen den Lungen ähnlich sehr ausdehnen läßt †) u. s. w.

*) Meckel: in den Zusätzen zu Cuvier's vergl. Anat. IV. 721.

**) Das. 720. — Tiedemann in Meckel's Arch. IV. 481. u. f.

***) Meckel a. a. O.

****) Ebendas. 718.

†) Lenhossék: a. a. O. III. 235.

Aug. Ludw. Hugo: De glandul. et spec. de thymo. Goett., 1746.

G. Karch: De usu gland. thymi verisimili. Jen., 1792.

Hecker: Ueber die Verricht. der kleinsten Schlagad. und einiger aus einem Gewebe der feinsten Gefäße besteh. Eingew. ꝛc. Erfurt, 1790.

S. C. Lucae: Anat. Unters. d. Thymus an Menschen und Thieren. 1 und 2. Frankfurt, 1811 und 1812.

Desselben: Anatom. Bemerk. über d. Thymus. Nürnberg, 1813.

Die Größe der Thymus im Fötus, gegen die des Erwachsenen gehalten, verhält sich wie 7 zu 4. — Sie verkümmert häufig in Erwachsenen von 180 Gr. Gewicht bis auf 80 Gr., oft fast ganz. Bei den meisten Thieren, die eine Thymus haben, ist sie in mehrere Lappen getrennt (Meckel: Abh. a. d. mensch. und vergl. Anat. 1805.).

§. 191.

§. 191.

Eigenthümliche, noch zum relativ gesunden Leben gehörende Modifikationen des Athmens, deren Ursachen und Hergang sich aus den Umständen, unter denen sie vorkommen, leicht erklären lassen, sind Seufzen *), Keuchen, Gähnen **), Lachen ***), Weinen ****), Schluchzen †), Husten ††), Räuspern, Niesen †††), Schneuzen u. s. w.

*) J. Aug. Unzer: Vom Seufzen. Halle, 1774.
**) Just. G. Ganz: De oscitatione.
***) E. A. Nicolai: Vom Lachen. Halle, 1746.
D. P. Roy: Traité medico philos. sur le Rire etc. Paris, 1814.
****) E. H. Nicolai: Gedanken von Thränen und Weinen. Halle, 1748.
†) Fr. Hoffmann: Diss. de singultu. Hal., 1733.
C. J. S Thiel: Diss. de singult. Goett., 1761.
J J Tschudi: Diss. de singultu. Basil., 1767.
†† G G. Richter: Diss. de tussi. Goett., 1747.
Alb de Haller: Exper. in viv. animal. circa tussis org. instit. Goett, 1751.
†††) F. A Unzer: De sternutatione. Basil., 1755.
J D. Metzger: De sternut. Regiom., 1796.

Den menschlichen ähnliche Lungen haben unter den Thieren nur die Säugethiere, die Vögel und Amphibien. — Erstere aber durch Beschaffenheit des Parenchym, durch Zahl der Lappen u. s. f noch ziemlich verschieden.

Bei den Vögeln kommen schon in Bezug auf die Luftröhre viele Abweichungen vor, nach Länge, ungleicher Weite, Windungen, Knorpel u. s. w. — Die Lungen der Vögel selber sind in der Regel weniger vollkommen, aber Luftbehälter erstrecken sich durch den ganzen Körper bis in das Innere der Knochen, ja selbst in die Kiele der Federn. In Uebereinstimmung damit ist die gesammte Athmung der Vögel in jeder Beziehung besonders stark hervorgehoben.

Die Amphibien oder Reptilien haben theils eine ziemlich einfache häutige Lunge, in die eine unbewegliche Luftröhre führt, theils schlucken sie mehr mittelst angebrachgebrachter Klappen die Luft durch Mund und Nase. Manche können die Luft auch in das Zellgewebe und zwischen die Muskeln fortpumpen.

Die Fische haben statt der Lungen hinter dem Kopfe nach außen hängende Kiemen, in welche das durch den Mund geschluckte Wasser zunächst aus dem Schlunde kommt, aus dem dort die beigemischte atmosphärische Luft verbraucht wird. — Auch manche Amphibien haben wenigstens in ihrer Jugend ebenfalls eine Art Kiemen; manche behalten sie selbst im ganzen Leben neben den Lungen. — Viele Fische haben in der Brusthöhle auch noch eine eigene Luftblase, Schwimmblase genannt, in die theils durch einen eigenen Gang Luft geschöpft, theils von den ihr zugehörigen Gefäßen abgesondert wird.

Die Mollusken athmen zum Theil durch eine Art Lungen, zum Theil durch Kiemen.

Die Crustaceen haben meistens Kiemen, jedoch von verschiedener Gestalt, Textur und Lage.

Die Würmer athmen theils mit der ganzen Körperoberfläche, theils haben sie an derselben verschiedene kiemenartige Vorrichtungen, theils auch, ähnlich den Insekten, Luftröhrchen an ihr.

Die Insekten nämlich endlich haben an verschiedenen Stellen ihrer Oberfläche, oft an der ganzen, Luftlöcher, welche mit den ganzen Körper durchziehenden Luftgefäßen zusammenhängen.

§. 192.

Die ganze äußere Haut des Menschen dient einer Art Verdauung und einer Art Athmung zugleich.

c.

Kreisung.

§. 193.

In der Kreisung, Kreislauf, Circulation, indifferenziren sich Verdauung und Athmung. Durch sie wird das von außen aufgenommene und unter der Form des Blutes dem

dem Individuum bis auf einen gewissen Grad verähnlichte mittelst des Gefäßsystems im engeren und gewöhnlichen Sinne des Wortes nicht blos zum Ersatz für verlebtes und verbrauchtes, sondern auch behufs der leiblichen Zunahme fortwährend allen Theilen der Organisation zugeführt; dagegen aber auch aus allen Theilen mehr oder weniger untauglich gewordenes weggeführt.

§. 194.

Zu diesem Behufe gelangt das der Athmung unterworfen gewesene und durch die Lungenvene bereits wieder in die linke oder hintere Herznebenkammer aus den Lungen zurückgekehrte Blut zunächst weiter in die linke oder hintere Herzkammer. Der aus dieser entspringende Stamm aller Arterien (Aorta) nimmt nun alles durch die Athmung entstoffte und wieder begeistete Blut auf, welches theils durch die fortstoßende Bewegung des Herzens, die in geringerem Grade auch den größeren Arterien zukommt, theils und hauptsächlich aber durch die lebendige Anziehung der Ersatz heischenden organischen Theile und durch sein eigenes Hinstreben nach demselben, als in welchem es seine höchste Veredlung erfahren soll, nach allen Punkten der Organisation vertheilt wird.

Streit über die Vitalität des Bluts — J. Fr. Blumenbach: De vi vitali sanguini neganda etc. Goett., 1795. — F. L. Kreyssig: De sanguine vita destituto. V. Progr. 1798. — Gruithuisen: Beiträge ꝛc.

Streit, ob den Arterien Irritabilität oder nur Elasticität zukomme.

§. 195.

Die rhytmische stoßweise Fortbewegung des Arterien-Blutes wird an nach der Oberfläche des Körpers liegenden Arterien als sogenannter Puls gefühlt.

Die Aorta fängt gleich nach ihrem Ausgange aus dem Herzen an, sich zu verästen, und je weiter entfernt vom Herzen,

Herzen, desto vielfältiger ist die Verzweigung der Arterien, deren nicht nur an alle Theile der Organisation abgeben, in welchen sie sich ins Unendliche zertheilen, sondern deren die Arterienwände selber haben müssen. Der innere Grund dieser Verzweigung ist wohl der, daß sich bald auf organisch lebendige Weise eine Wechselwirkung erhebt zwischen den einzelnen Gebilden und dem Grundstamme der Arterien, der den gemeinsamen Ersatzstoff für alle führt. Letzterer differenzirt sich innerlich seiner ganzen Beschaffenheit nach, der Eigenthümlichkeit der einzelnen Gebilde entsprechend, zu denen er gelangen soll, in gleichem Maaße, wie sich äußerlich das Gefäß verzweigt.

Bei dieser Verzweigung der Arterien nimmt die Höhlung derselben im Ganzen fortwährend etwas zu, womit innerlich gleichen Schritts das enthaltene Blut, behufs seiner endlichen Verwandlung, in immer flüchtigere Form überzugehen scheint.

In diesem lebendigen Wechselverhältniß der einzelnen festen Gebilde und des Blutes, liegt wohl auch der Hauptgrund der Bewegung des letzteren aus dem Herzen nach der Peripherie, obwohl die schleudernde Wirkung des Herzens auf dasselbe nicht ganz unbedeutend ist (Haller: El. phys. I. §. 41 — 53.).

§. 196.

Mit jedem Herzpuls sollen ungefähr zwei Unzen Blut in die Aorta treten. Das Herz pulsirt aber im Durchschnitte in einer Minute 70 bis 80 mal. Da nun angenommen wird, daß die gesammte Masse des Blutes in einem gesunden erwachsenen Menschen in jedem Momente ungefähr 128 Pfund beträgt, so muß ja binnen drei Minuten

nuten alles Blut durch Herz und Lungen gehen. Dieses Verhältniß kann jedoch durch verschiedene Umstände gewisse Abänderungen erfahren.

§. 197.

Die unzähligen Feinsten, und endlich den Sinnen unerreichbaren Zweige der Arterienäste in den einzelnen Gebilden, mögen zuletzt zum Theil in der That gänzlich in der Substanz derselben aufgehen, zum Theil aber gehen sie gewiß unmittelbar in Venen über. Die Strecke der feinsten Gefäßzweige, in der sie im letzteren Falle eben so gut noch als Arterien, denn als Venen zu betrachten sind, und auch ihrer ganzen Statur nach, sich zwitterhaft verhalten mögen, nennt man gewöhnlich Haar- oder Capillar- oder Zwischengefäße (vasa capillaria).

Vergl. Wilbrand: Physiologie, Kap. XXIX.
Lenhossék: Phys. med. II. 143 — 151.

§. 198.

Wie im Herzen venöses und arterielles Blut beständig in Wechselwirkung stehen, so findet auch eine solche, in jedem Punkte der organischen Materie, fortwährend statt, die darin besteht, daß Arterienblut zu relativ fester Masse verwandelt und die feste Masse theilweise umgekehrt in Venenblut reducirt wird. Dieß ist die Metamorphose, in deren eigentlichem Hergang das Blut sich höchst wahrscheinlich gasförmig verhält.

V. Maanen: Diss. de absorptione solidor. Lugd. Bat., 1794.

J. S Doutrepont: Diss. de perpetua materiei organ. animal. vicissitudine. Hal., 1798.

Prochaska: Versuch einer empirischen Darstell. des polar. Naturges. 2c. Wien, 1815.

Hartmann: Der Lebensproz. (med. Jahrb. Wien, 1816. Bd. 3. St. 3.).

§. 199.

Die vielen kleineren Venenzweige vereinigen sich von hier aus zu immer wenigeren und größeren Aesten, in die sich wieder ganze Stämme der Lymphgefäße ergießen, bis sich endlich alles schwarze oder venöse Blut, welches aus dem unteren Theile des Leibes kommt, in die sogenannte untere Hohlvene, und alles, was aus den oberen Theilen, namentlich aus dem Kopfe, kommt, in die obere Hohlvene vereinigt, welche beide Haupt-Stämme ihren Inhalt in die vordere oder rechte Herznebenkammer ergießen. Diese Einigung der Venenzweige, die mit der Verzweigung der Arterien im Gegensatze steht, hat, ebenfalls gegensätzlich, ihren inneren Grund darin, daß, je weiter sich das von den verschiedenen Gebilden als weniger tauglich abgeschiedene von seiner vorigen Heimath entfernt, es desto mehr den spezifischen Charakter desselben verliert, ohne einen andern anzunehmen, da es vielmehr nur immer indifferenter und somit von allen Seiten her immer gleichartiger gegeneinander wird. — Weil übrigens das Venenblut zugleich allmählig in konsistentere Form übergeht, so hat ein Ast immer weniger Höhlung, als die ihn bildenden Zweige zusammen. — Das ganze Venensystem übertrifft aber das ganze Arteriensystem an Höhlung so sehr, daß sich jenes zu diesem verhält, wie 9 zu 4 (**Haller: Elem. phys. I. 33.**).

§. 200.

Bei Begründung der Bewegung des Venenblutes aus allen Theilen des Leibes nach dem Herzen, sind die todte Anziehung der Venenwände, die mechanische Wirkung der von der innern Haut der Venen gebildeten Falten, Klappen, die das gegensätzliche Analogon des Pulses der Arterien sind, ja selbst die ohnedieß höchst

höchst geringe Irritabilität der Venen, Neben- und Außendinge. Hauptsache dabei ist die lebendige, den Venen- und Lymphgefäßen, vermöge ihres gegen die Arterien weiblichen Charakters, nothwendig zukommende Anziehung und Aufsaugung, mit denen in Uebereinstimmung die lebendige Abstoßung des schwarzen Blutes von den einzelnen Gebilden, und das Streben des ersteren nach Läuterung durch die Respiration wirken.

Walt. Verschuir: De arter. et venar. vi irritab. etc. Gron., 1766.

§. 201.

Diese Bewegung des Blutes vom Herzen aus durch die Arterien nach allen Punkten der Organisation, und von diesen durch die Venen wieder zum Herzen zurück, wird gewöhnlich der große Kreislauf genannt, dem man einen kleinern Kreislauf gegenüberstellt, nämlich die Bewegung des Bluts vom Herzen durch die Lungenarterien in die Lungen, und von diesen durch die Lungenvenen wieder zurück zum Herzen. Wahrer scheint aber die Sache so zu stehen: der sogenannte große Kreislauf schließt gewissermaaßen zwei kleine Kreisläufe der Säfte in sich ein; davon ist der eine, eben der sogenannte kleine Kreislauf zwischen Herz und Lungen; der zweite aber wird dadurch gebildet, daß aus allen in dem Bauchfell eingeschlossenen Bauchseingeweiden — die Leber ausgenommen — die hauptsächlich aus der Vena mesenterica superior und der Vena lienalis gebildete Pfortader (vena portarum) das Blut in die Leber führt, wo es, zur Gallenbereitung dienend, auf eine eigene Weise gereinigt und veredelt wird, die dem Wesen nach der Ausscheidung durch die Athmung ähnlich ist, und wahrscheinlich zum Theil schon durch den langsamen Lauf in dem klappenlosen Gefäß bezweckt wird. Aus der Leber, in

der

der sich die Pfortader verzweigt, wird das etwas veränderte Blut durch die Lebervenen in den Stamm der untern Hohlvene gebracht.

G. E. Wend: Die elliptische Blutbahn. Würzb., 1809.

§. 202.

Das Herz ist das Central-Gebilde für die ganze Kreisung, und ist zugleich mehr als irgend ein anderes Gebilde, Gefäß-Werkzeug und Organ. Als ersteres ist es durch seinen ganzen (blasigen) Bau deutlich genug charakterisirt, als zweites zeigt es sich durch seine Muskelaktion, als drittes gibt es besonders ein eigenes Grenzgebilde (der Herzbeutel, pericardium) kund; woraus zu schließen, daß es allerdings, außer zum Aufenthalt und zur Fortbewegung auch zur biochemischen Veränderung des Blutes etwas beitrage.

Ansichten mehrer ältester und älterer Physiologen, daß im Herzen ein eigenes Lebensfeuer bereitet und dem Blute mitgetheilt werde.

§. 203.

Beide Vor- oder Nebenkammern bilden übrigens gegen beide Herzkammern einen Gegensatz, sofern sich erstere durch Aufnehmen (centripedale Richtung) des Blutes als weiblich, letztere durch Herausgeben (centrifugale Richtung) desselben als männlich beweisen. — Auf gleiche Weise steht das gesammte Venensystem und das gesammte Arteriensystem im Gegensatze. Denn die Venen endigen sich eigentlich selber in den Vorkammern, und die Arterien sind als Verlängerungen der Herzkammern zu betrachten. — Der Gegensatz im Herzen erhebt sich aber nochmals specieller, einmal zwischen vorderer Vorkammer und hinterer Herzkammer, in Bezug auf das aus der gesammten Organisation kommende oder in sie gehende Blut; zweitens

tens zwischen hinterer Vorkammer und vorderer Herzkammer in Bezug auf das aus den Lungen kommende oder in sie gehende Blut.

§. 204.

Nach diesem gegensätzlichen Verhältnisse gehen denn auch die Bewegungen des Herzens vor sich, in welchen Ausdehnung (diastole) und Zusammenziehung (systole) so wechseln, daß sich je die Vorkammern im entgegengesetzten Zustande gegen die Herzkammern befinden. Durch die bei der Ausdehnung der Herzkammern stattfindende Verlängerung und Auswärtsstreckung des Herzens stößt dasselbe mit seiner Spitze gegen die Knorpel der 4ten bis 6ten Rippe an; was den fühlbaren Herzschlag gibt. — In diesen Bewegungen wiederholt sich abermals ein Gegensatz zwischen dem mit den Vor- und Herzkammern unmittelbar kommunicirenden Gefäßstämmen und jenem selber, so daß, wenn die Vorkammern in Zusammenziehung, die Stämme der Hohl- und Lungenvenen in Ausdehnung begriffen sind, und umgekehrt. Eben so zwischen Herzkammern und dem Stamm der Aorta und den Lungenarterien.

§. 205.

Der Grund dieser so vor sich gehenden Bewegungen des Herzens liegt weder allein im Reize des Blutes auf dasselbe, noch in verschiedenen Lagen und Arten von Muskelfasern im Herzen, noch in einem Drucke der Herznerven, noch in den an den Mündungen der Vor- und Herzkammeröffnungen befindlichen Klappen u. s. f. Alle diese angeführten Dinge kommen nur als Hilfsmomente in Betracht, und erklären sich selber erst aus der gemeinschaftlichen inneren Grundursache. Und diese Grundursache ist die innerliche Einheit des Herzens und der Gefäße mit dem Blute, sofern sie nicht todte oder wenigstens gegen ihren

Inhalt

Inhalt indifferente oder gar fremdartige Werkzeuge, sondern so sehr eins mit dem Blute sind, daß man fast sagen könnte, sie seyen ihrer Bedeutung nach das Blut selber, nur in fester Form und umgekehrt.

Haller: Exper. de cord. motu. (opp. min. T. I.).

§. 206.

Die ganze Kreisung ist sowohl der Bewegung, als der Empfindung nach dem Selbstbewußtseyn und der Selbstbestimmung bis auf einen hohen Grad entgegen. Das Herz insbesondere verhält sich mit bedeutender Ausschließung des (bildenden und) empfindenden Elements im höchsten Grade vorherrschend beweglich (muskulös), hat seine wenigen Nerven vom Sympathicus und vagus; auch die übrigen Gefäße werden nur von Ganglienнerven begleitet.

Venen und Arterien des Herzens, siehe Loder's Tafeln CXVIII. Fig. 2, 3. — Nerven des Herzens, siehe Journ. der Erfind. rc. St. I. Nr. 6. VII. 1. XIII. 1. XV. 2.

Bei den Säugthieren weicht das Herz nur durch die Gestalt und Lage auf verschiedene Weise vom menschlichen ab, alles übrige ist ziemlich gleich. Eben so bei den Vögeln.

Viele Amphibien haben ein Herz mit einer einzigen Vor- und einzigen Herzkammer. Bei andern kommuniciren wenigstens die Herzkammern unmittelbar. Das kleine Herz der Fische hat ebenfalls nur Eine Vor- und Herzkammer; in ersterer gehen drei Stämme der Venen, aus letzterer führt die vierästige Kiemenarterie, aus den Kiemen erhebt sich die Aorta.

Bei den Mollusken gehen die Venenstämme sogleich in die Lungen oder Kiemen; daraus geht bei den meisten, die ein Herz haben, das Blut bald sogleich in die einzige Herzkammer, von der die Aorta ausgeht, bald erst in den vorkammerartigen Anhang, deren öfters auch zwei sind.

Bei den Crustaceen verschwindet das Herz schon

fast

fast ganz, und ein geräumiges längliches Rückengefäß versieht seine Stelle. Aehnlich ist's bei den Insekten.

In den Zoophyten fehlt das Herz ganz. Es gehen Gefäße von dem Magen aus nach den übrigen Theilen, aus diesen kommen aber keine zurückführenden.

§. 207.

Indeß der Chylus als reiner indifferentester organischer Schleim, als organisches, unmittelbar aus Unorganischem bereitetes Element überhaupt; das Venenblut aber schon als dessen höhere Potenz und als thierisch organische, vom thierischen Leben aus ununterbrochen thierisch-lebendigen erzeugte Indifferenz, beide somit doch nur als Infusorialsubstanz zu betrachten sind: so charakterisirt sich das Arterienblut als bereits in der Infusorienbildung begriffen, und seine Infusorien sind die sogenannten Blutkügelchen oder Blutkörner. — In der endlichen Einbildung des Arterienbluts in die feste organische Masse erreicht das schon in den Blutkügelchen sich äußernde Bestreben nach individueller Gestaltung aus flüssiger Indifferenz sein Ziel, wie im Gegentheil in der Venenblut-Erzeugung das solid und individuell gestaltete in die flüssige Indifferenz zurückgeht.

Der sehr relative Gegensatz des Festen und Flüssigen mit seiner Indifferenz dem Flüchtigen gleichen sich im eigentlichen Akte der Metamorphose gänzlich aus.

Parmentier und Déjeux: Abhandlung über das Blut (Reil's Arch. I. 2. S. 76 — 140 u. 3. S. 3 — 37.).
E. Home: (Philosoph. transact. 1818. S. 172. u. f.).
Ign. Döllinger: Was ist Absonderung und wie geschieht sie? Würzburg, 1819. S. 21. rc.

§. 208.

Die eigentlich sogenannte Lymphe ist Chylus, sofern ein solcher auch außerhalb der eigentlichen Verdauungswerkzeuge gewonnen

nen wird, und Venenblut auf niedrigster Stufe zugleich und in Einem.

Dem chemischen Experimente unterworfen finden sich übrigens im menschlichen Blute überhaupt alle entferntern Bestandtheile des ganzen menschlichen Leibes (Lenhossék II. S. 32.), weil eben das Blut auch die nächste allgemeine Indifferenz des ganzen Leibes ist. Außerdem ist es im Allgemeinen von schwärzlich rother Farbe, salzigem Geschmack, eigenthümlich thierischem Geruch und 97 bis 100 Grad Fahrenh. Wärme. Aus dem Gefäße gelassen, entsteigt ihm ein den Geruch afficirender Dunst, und die übrige Masse theilt sich so ziemlich zu gleichen Theilen in einen dunkelrothen festen Theil, den Blutkuchen (placenta), und in einen schleimig wässerigen, das Blutwasser (serum). Im Blutkuchen unterscheidet man gewöhnlich abermals Faserstoff und Färbendes (cruor).

Chemische Analysen des Bluts, siehe John's chemische Tab. S. 4. rc.

Thomson: System der Chemie IV. 480. rc.

G. G. Poerner: Exper. de album. ov. et seri sanguin. convenientia. Lips., 1754.

J. Marr. Butt: De spont. sanguinis separatione. Edinb., 1760.

Hewson: Abhandlung vom Blute rc. Nürnb., 1780.

J. Hunter: Treatise on the blood. etc. Lond., 1794.

Desselben: Versuche über das Blut rc., aus dem Englischen v. Hebenstreit 1797 bis 98.

Moscati: Neue Beobachtungen und Versuche über das Blut. Uebers. von Köstlin. Stuttg., 1780.

J. Parta: Unters. über das Blut rc. Leipz., 1789.

Z. Levison: Versuche über das Blut. Berlin, 1782.

J. H. F. Autenrieth: Diss. exhib. experim. et observat. de sanguine, praesert. venoso. Stuttg., 1792.

J. J. Rhades: De ferro sanguin. hum. Gött., 1753.

Fr. Hildebrandt: De alcali sanguin hum. I. Erl., 1793.

J. Ch. F. Harless: Hist. physiol. sanguin. antiquiss. Erl., 1794.

W. Krimer: Physiologie des Blutes. Leipz., 1822.

§. 209.

Aus der in sich durch und durch ziemlich gleichartigen Masse des gesammten Blutes ernähren sich zwar alle einzelnen Gebilde; allein jedes auf eine eigenthümliche Weise, die überhaupt seinem specifischen Charakter angemessen ist. Diese Eigenthümlichkeit der Metamorphose in den einzelnen Gebilden betrifft zunächst die Qualität, der zufolge sowohl das zuströmende Arterienblut, als das abströmende Venenblut oder Lymphe, in je näherer Berührung mit den verschiedenen Gebilden es steht, ein seiner ganzen Mischung nach desto verschiedneres ist. Sie betrifft aber auch die Quantität, so fern minder edle Theile zugleich einen geringern Zu- und Abfluß des Flüssigen haben, so wie endlich auch das Zeitmaaß der Metamorphose, so fern in edlern Gebilden der Stoffwechsel rascher und die gesammte Umwandlung somit schneller vor sich geht, und umgekehrt.

Roth- und weiß-, warm- und kaltblütige Thiere.

§. 210.

In derjenigen Richtung der Metamorphose, in welcher sich die organische Materie in Lymphe oder Venenblut rückbildet, werden außer dieser auch noch andere Substanzen von verschiedenen Graden der Flüssigkeit bereitet, die in keinem Falle von den im engeren Sinne sogenannten Gefäßen, sondern je in einem eigenthümlichen Gefäßapparat im weiteren Sinne des Worts, enthalten, zum Theil in den Grenzen der Organisation verwendet, zum Theil aber unmittelbar an die Außenwelt abgetreten werden. Diese, von der allgemeinen Erzeugung von Lymphe und Venenblut verschiedenen eigenthümlichen Verflüssigungs- und Rückbildungsweisen werden unter dem Namen der Aus- und Absonderung oder der Ex- und Sekretion begriffen.

§. 211.

§. 211.

Sekretionen nennt der Sprachgebrauch solche Rückbildungsweisen, wenn ihr Produkt naturgemäß innerhalb der Organisation nur für sie verwendet wird; Exkretionen aber diejenigen, deren Produkt ohne weiters an die Außenwelt abgegeben wird. Auf letztberührte Weise wird stets ein gewisses Verhältniß im Organismus zwischen Aufnehmen und Hingeben, in Bezug auf die physische Außenwelt, überhaupt erhalten. Uebrigens ist jede nach dieser Unterscheidung sogenannte Sekretion, in Bezug auf das sie ausübende Gebilde, doch zugleich eine Exkretion, wie umgekehrt jede Exkretion in ihrer ersten Quelle eine Sekretion.

§. 212.

Die Lymph- und Venenblut-Bereitung ist der Hauptsache nach auch eine Sekretion aller Theile der Organisation, ja auch außer diesen Produkten wird von allen Theilen der Organisation fortwährend secernirt. Dabei ist aber zu unterscheiden, ob dieses Secerniren Hauptgeschäft, vorzugsweise Bestimmung eines Gebildes ist; oder nur untergeordnete Nebenerscheinung. Diejenigen Gebilde, bei welchen Absonderung eines eigenthümlichen Produkts Hauptsache ist, heißen denn auch vorzugsweise **Sekretionsorgane**, und ihre Verrichtung vorzugsweise Sekretion. Jedes solche Sekretionsorgan hat dann auch **einen eigenen Gefäßapparat im weitesten Sinne des Wortes**, der wenigstens aus Ausführungsgängen, häufig auch zugleich aus Aufbewahrungsblasen besteht.

§. 213.

Vorzugsweise Sekretionsorgane sind vor allem überhaupt individuellere sogenannte drüßigte Gebilde mit ihren **specifischeren** Produkten, als: Talg, Speichel, Galle, Harn, Saamen, Milch u. s. w.

Ohne Sekretionsorgane in engerer Bedeutung des Worts zu seyn, sondern ab die serösen Häute, wie die ganze äußere Haut, die ganze zum Verdauungs- und Athmungsapparat gehörende innere Schleimhaut, welche entweder, wie die serösen Häute, höchst einfach aus ihrer ganzen Substanz, oder mittelst ihnen unmittelbar angehörender allgemeiner Drüßen, Schleim oder einen feinen wässerigen Dunst absondern.

Ueber den Begriff der Drüßen.

Vergl. Th. Bordeu: Reeherch. anatom. sur la posit. des glandes et sur leur actives. Paris, 1751.

G. A. Haase: De glandulorum definitione. Lips, 1804.

Wilbrand: Das Hautsystem. Giesen, 1813.

X. Bichat: Anat. genar. Bd. II. Abth. 2. S. 569 — 639.

J. Fr. Meckel: Allgem. Anatomie, S. 626 — 652.

§. 214.

Welches übrigens auch die Gestaltung des absondernden Gebildes, und welcher specifischen Natur das Sekretum auch sey, so geschieht das Absondern selber ähnlich wie die Venenblut-Erzeugung der Hauptsache nach in und aus dem Parenchym der Gebilde, und nur hie und da, wohl in jedem Falle zum geringeren Theil, der etwa nur unter besonderen Umständen bedeutender werden kann, unmittelbarer aus den feinsten Gefäßzweigen (aushauchende Gefäße, Poren). Das Arterienblut ist der Hauptsache nach nur in so fern die Quelle der vorzugsweise sogenannten Sekretionen, als durch dasselbe die Sekretionsorgane ernährt und somit ermächtigt werden, ihre eigenthümliche Verrichtung, eben das Absondern eines gewissen Produkts, gehörig auszuüben. Seiner specifischen, dem Sekretum im Allgemeinen angemessenen, Natur entsprechend, bekommt auch je ein eigentliches Sekretionsorgan, ein entsprechend modificirtes Blut aus der Gesammtmasse des Arteriellen.

Bei den eigentlich sogenannten Exkretionen gibt aber aller Wahrscheinlichkeit nach auch das Venenblut, und selbst wohl hauptsächlich dieses, unmittelbar Stoff für das Exkretum her.

§. 215.

Wie die ganze eigentliche Metamorphose, so gehen wohl auch alle Sekretionen, im eigentlichen ersten Erzeugungsakt ihres Materiale der Hauptsache nach, unter der Gasform vor sich. Uebrigens dauern manche Se- und Exkretionen das ganze Leben hindurch mit bloßer Zu- und Abnahme; manche hingegen erscheinen nur periodisch. Jene heißen daher auch beständige (perpetuae), diese periodische (periodicae).

§. 216.

Der Zweck der Exkretionen ist Entfernung des untauglichen aus der Organisation, und somit Läuterung des Lebens. Der Zweck der eigentlichen Sekretionen geht theils auf bloße mehr mechanische Erleichterung der Verrichtung einzelner Gebilde, theils auf unmittelbare Unterstützung und Mitausführung einzelner Funktionen; theils mögen ihre Produkte, besonders die flüchtigsten, auch zur Communikation der außerdem räumlich getrennten Einzelnheiten im Organismus dienen.

§. 217.

Der eigenthümliche Gefäßapparat, mit welchem die eigentlichen Se- und Exkretionsorgane versehen sind, und der bei vollkommenster Entwickelung in Zuführungsgängen, Aufbewahrungs- und Concentrations-Blasen und Abführungsgängen besteht — indeß andere blos Ausführungsgänge haben, manche nur aus einer einzigen absondernden Höhlung bestehen, und noch anderwärts der abgesongesonderte Saft gar nur in einfachen Zellen — der absondernden Organe sich sammelt, steht in lebendigster Einheit mit dem enthaltenen Safte.

Haller: Elem. phys. Bd. II. S. 359 bis 484.

E. Jer. Neifeld: Spec. phys. med. de secret. humor. in genere etc. I. Züllig, 1751. II. Glaz, 1763.

Flor. Caldani: Refless. sopra alcuni punti di nuovo systema dei vasi assorb. etc. Pad., 1792.

Fr. Ludw. Kreyssig: De secretionibus in univers. spec. II. Wittenb., 1794 — 95.

P. Lupi: Nova per poros inorganicos secret. theor. etc. Rom., 1793. — Deutsch. Leipz., 1799.

Gruithuisen: Beiträge zur Physiognosie und Enutognosie.

Ign. Döllinger: Was ist Absond. rc.

Berichtigung der Begriffe von aushauchenden Gefäßmündungen, von Durchschwitzen und Aehnlichem.

Die unvollkommneren Thiere haben, wie sie überhaupt in wenigere Einzelnheiten entwickelt sind, auch keine so individualisirten Sekretionsorgane.

§. 218.

Nach den angeführten Momenten gehen die mit den bereits betrachteten Verrichtungen der Verdauung und Athmung verbundenen Se- und Exkretionen vor sich. So in Bezug auf Verdauung die Absonderung des Mundspeichels, des Dunstes und Schleimes von der gesammten Mund und Rachenhautauskleidung nicht blos, sondern auch von einer großen Anzahl kleiner Drüßen in derselben, eben so des Zäpfchens, der Mandeln u. s. w. Desgleichen die Absonderung des Magen- und Darmsaftes, des pankreatischen Saftes, der Galle, des Schleims und der Luft im tieferen Verlauf des Darmkanals; selbst die Exkretion des Darmkoths setzt wenigstens zum Theil eine Sekretion voraus. Aehnlich wird von der innern Fläche im Athmungsapparate sowohl ein bloser Dunst, als ein ziemlich konsistenter Schleim ab- und ausgesondert, so wie sich denn auch in der Thymus ein abgesonderter Saft findet.

Nach

Nach denselben Gesetzen finden sich die besonderen Grenzgebilde einzelner Organe, wie die Bauchhaut, die Brustfellsäcke, der Herzbeutel und die serösen Häute überhaupt in einer beständigen Dunstabsonderung begriffen.

§. 219.

Eigenthümlich und besonders wichtig für das Leben der ganzen Organisation ist die Se- und Exkretion des allgemeinen Grenzgebildes, der äußeren Haut, deren Produkt unter verschiedenen Graden der Consistenz erscheint. In der ganzen äußeren Haut, besonders häufig an gewissen Stellen derselben, sondern eigene Drüßchen (Talgdrüßen, glandulae sebacae), eine Art Schleim, die sogenannte Hautschmiere ab. Außerdem findet in der äußeren Haut eine Luft- oder dunstförmige Absonderung statt, die eigentlich sogenannte Ausdünstung (perspiratio seu transpiratio insensibilis), deren Produkt sich der Chemie ähnlich der ausgeathmeten Luft zeugt, und binnen 24 Stunden im Durchschnitt über vier Pfund an Gewicht beträgt. Bei besonders starker Erregung der Hautausdünstung wird sie tropfbar flüssig, und erscheint als Schweiß, der sich an verschiedenen Theilen der Haut sowohl dem chemischen Experiment, als den Sinnen, besondees dem Geruche, verschieden zeigt.

§. 220.

Wie in allen Lebensbeziehungen, so auch in dieser Exkretion zeigt sich die äußere Haut ihrer Verrichtung nach als die Indifferenz zwischen Verdauung und Athmung. Darum findet auch auffallende Sympathie und Antagonismus zwischen ihr und dem Verdauungs- und Athmungsapparate statt.

Uebrigens ist die äußerste Schicht der äußeren Haut, das Oberhäutchen (cuticula, epidermis) eigentlich als durch die beständige Berührung mit der atmosphärischen

Luft

Luft erstarrter Schleim; Nägel und Haare aber nur als individuellere Ausbildungen desselben, anzusehen.

§. 221.

Die Haut ist in der Fortsetzung ihrer inneren Fläche als sogenanntes Zellgewebe noch in einer eigenen polarisch getheilten Absonderung begriffen, wovon das eine Produkt dem Blutwasser ähnlich, das andere Fett ist. An manchen Stellen überwiegt das eine, an manchen das andere.

In diesen beiden Produkten sucht sich das Zellgewebe auf unterster Stufe zu differentiiren durch die Wassererzeugung ins irdische Element zurückzugehen (was in der Wassersucht gelingt), in der Fetterzeugung sich pflanzlich individuell zu gestalten.

So fern diese polarische Absonderung der äußeren Haut durch ihre innere Fläche angehört, steht sie mit der Ausdünstung im Gegensatze.

Sanct. Sanctorii: De med. static. aphorism. Venet., 1614.
Jac. Keill: Med. stat. Brittan. London, 1718.
Kaauw: Perspirat. Lugd. B., 1738.
Chr. H. Guil. Roth: De transpir. cut., aequilib. calor. hum. inserv. Hal., 1793.
F. L. A. Koeler: De odore per cutem spir. Goett., 1794.
Kruikshank: Abhandlung über die unmerkliche Ausdünstung und ihre Verwandtschaft mit dem Athemholen. Aus dem Englischen von Michaelis. Leipzig, 1798.
J. F. S. Posewitz: Bestimmung des durch die Gefäße und Nervenporen entweichenden flüchtigen Stoffs. Giesen, 1803.
D. J. Friedländer: Ueber d. Perspirat. Leipz., 1804.
Malpighi: De omento, pinguedine etc. (Episol. anat. London, 1686.).
W. C. Jansen: Pingued. animal. considerat. physiol. et pathol Lugd B., 1784.
Nic. Riegel: De usu glandul. suprarenal. in animal. nec non de orig. adipis etc. Hafn., 1790.

§. 222.

Die allgemeinste, am unmittelbarsten der ganzen Organisation geltende Sekretion ist die Harnab- und Aussonderung, die mittelst der außerhalb des Bauchfells gegen die Rückenwirbelsäule, zwischen dem eilften Rücken- und fünften Lendenwirbel liegenden Nieren in einem eigentlichen Gefäßapparat vollzogen wird. Das Produkt derselben, der Harn oder Urin ist die Sammlung des untauglich gewordenen aus der gesammten Organisation. Für letzteres spricht insbesondere die ausgezeichnete Stärke und Höhlung der Nierenarterien, die fast ein Sechstheil der ganzen Blutmasse enthalten, so wie die höchst schwachwändigen klappenlosen, aber überaus weiten Venen sammt den häufigen Lymphgefäßen, die alle vielfach mit einander und mit den ersten Anfängen der eigenthümlichen Harngefäße unmittelbar zu kommuniciren scheinen, und eben so die vielseitige Verbindung des Nervengeflechts der Nieren.

Haller: El. phys. VII. 260 u. f.

§. 223.

Ob zwar wohl die ganze Harnab- und Aussonderung, wie jede Sekretion, eine positive oder männliche Verrichtung ist, so wiederholt sich doch in ihr selber der Gegensatz zwischen männlichem und weiblichem Faktor, was ebenfalls für die allgemeine Bedeutung derselben spricht. Dem weiblichen Faktor repräsentiren nämlich die sogenannten Neben-Nieren. Diese scheinen aber bedeutenderen Antheil an der Funktion nur so lange zu haben, als sich das ganze Individuum mehr noch weiblich verhält, wie in der frühern Zeit des Fötuslebens, wo denn auch die Nebennieren sogar größer, als die Nieren selber gefunden werden. Zu dieser Zeit üben sie ihre Funktion

wahr-

wahrscheinlich durch theilweises Aufnehmen dessen, was später als Harn außerhalb der Organisation gebracht wird, in ihre eigene Masse. Später ist es weniger mehr nöthig, die Funktion geschieht vorzugsweise männlich, und die Nebennieren sind daher mehr nur, um das allgemeine Gesetz des Gegensatzes zu repräsentiren, da, womit auch die bedeutende Abnahme ihrer Masse übereinstimmt.

Duvernoi: De glandul. renal. (Comment. Petropol. T. V. 187. — XIII. 361.).

J. Chr. Andr. Meyer: De gland. suprarenal. Francf., 1784.

Nic. Riegel a. a. O.

Die Fettkapsel um die Nieren besteht wohl im Gegensatze zu der in diesem Organ vollzogenen Reduktion eines Theils des Organismus in Wäßriges.

§. 224.

Ein ferneres Zeichen der Wichtigkeit und allgemeinen Beziehung der Harnausscheidung ist, daß die Nieren selber abermals aus einer doppelten Substanz bestehen, aus einer beträchtlicheren äußern, die größtentheils aus Gefäßverwickelungen besteht, der Rindensubstanz, und der inneren, oder Marksubstanz.

Uebrigens sammelt sich der Harn aus dem Innern der Nieren durch unzählige Harngängchen (ductus uriniferi, seu Belliniani), die sich nach dem Innern concaven Stande der Nieren concentriren und allmählig in jeder derselben zu 7 bis 18 Bündelchen (fasciculi pyramidales, seu Ferreinii) sammeln, deren jedes sich gegen den concaven Rand der Niere zu in ein sogenanntes Nierenwärzchen (papilla renalis) endigt. Letztere gehen mit ihrem Inhalte fast einzeln in die 8 bis 13 Nierenbecher, und diese ergießen sich sämmtlich in das sogenannte Nierenbecken, das bereits aus dem concaven Rande jeder Niere hervorragt. Das Nierenbecken endlich verenget

enget sich, weil sein Inhalt, je ferner seiner ersten Erzeugungsstätte in desto konsistentere Form übergeht, allmählig in den Harnleiter, welches die längsten Ausführungsgänge des ganzen Körpers sind.

Al. Schumlansky: Diss. de structura renum. Argent. 1782.
Lenhossék: III. §. 366—372.

§. 225.

Die Harnblase ist das Ziel der beiden Harnleiter. In ihr wird der beständig zugeführte Harn bis auf 1 bis 3 Pfund angesammelt. Von da aus aber wird er von Zeit zu Zeit willkührlich, mittelst der Muskelhaut der Blase selber und ihres eigenen Schließmuskels, in die Harnröhre getrieben, und durch diese gänzlich ausgesondert.

Alle Thiere mit einer Wirbelsäule haben auch Nieren. Bei den Säugthieren ist die Einrichtung ziemlich dieselbe, wie am Menschen, nur etwas einfacher. — Bei den Vögeln haben die Nieren meistens irreguläre Gestalten, bestehen aus mehreren Lappen, und die Harnleiter führen in die Kloake. — Die Nieren der Reptilien haben nur einerlei Substanz, keine Kelche und sonst manche Abweichungen. — Die Fische haben sehr große Nieren.

Die meisten Vögel, Reptilien und Fische haben keine Harnblase.

§. 226.

Der Harn selber, dessen im Durchschnitte von einem gesunden erwachsenen Menschen binnen 24 Stunden 2 bis 4 Pfund ausgesondert wird, wo er durchsichtig, gelbbräunlich, von eigenthümlich aromatischem und violenartigem Geruch, bitterlich salzigem Geschmack, und fast von gleicher Wärme mit dem Blute ist, zeigt, dem chemischen Experimente unterworfen, neben Wasser, Gelatine und Eiweiß, verschiedenen Salzen, Schwefel und verschiedeschiedenen andern Stoffen, einen ganz eigenartigen Bestandtheil (principium uricum); verhält sich aber übrigens, eben, weil ja im Harne der Gesammtbestand des gerade jetzt in der ganzen Organisation schlackenhaften enthalten ist, in den einzelnen Thieren und Menschen und bei diesen wieder unter einzelnen Umständen höchst verschieden und wandelbar.

Prochaska: De urinis. Vien., 1776.

Gaertner: Observ. circa urin. nat. Tubing., 1796.

W. Kruikshank: Versuche üb. d. Harn ꝛc. (Horkels: Arch. für d. thier. Chem. St. 1. Nr. 2.) — John's Tab. S. 14. ꝛc.

c.

Zeugung.

§. 228.

Zeugen und Sterben der Individuen sind die beiden Pole der Metamorphose in unmittelbarer Beziehung auf die Gattung. Um den Zweck der Zeugung bei Menschen, veredelnde Fortpflanzung der Gattung, zu erreichen, müssen zwei ganze Individuen, die als Mann und als Weib in ihrem ganzen leiblichgeistigen Wesen sich gegensätzlich verhalten, in eine eigenartige Wechselwirkung treten, die zwar mehr oder weniger die ganze Individualität unmittelbar betrifft, dabei aber insbesondere durch einen eigenen im und am Becken befindlichen Apparat, der sich bei den Individuen beiderlei Geschlechts abermals gegensätzlich verhält, vollzogen wird.

§. 228.

Die Zeugung eines neuen, dem einen oder dem andern der Zeugenden mehr, oder beiden ziemlich zu gleichen Theilen, ähnlichen Individuums, auf solche vermittelte Weise, wird durch den Namen der generatio secundaria von

von derjenigen Zeugungsweise unterschieden, vermöge welcher durch mehrfach eigenartiges Zusammentreffen verschiedener mehr allgemeiner Einflüsse, jedoch immer in Verbindung mit Feuchtigkeit und Wärme, in den niedersten Anfängen der Pflanzen- und Thierwelt Individuen aus einer Art äußeren Elements ins Leben treten, und welche generatio aequivoca, originaria, spontanea, genannt wird.

§. 229.

An diese Zeugungs- oder Entstehungsweise schließt sich zunächst diejenige Art der Fortpflanzung an, bei der ebenfalls zweierlei Geschlechte und eigene Zeugungsapparate fehlen, und vermöge deren durch eine Art Sprossung und Abtrennung aus dem elterlichen Körper überhaupt neue Individuen entstehen (Zoophyten, selbst noch manche Würmer). — Weiterhin geschieht die Zeugung durch eigenen Zeugungsapparat, der aber noch männlich und weiblich in Einem Individuum ist und wirkt (Hermaphroditen, z. B. Bandwurm), bald geschieht sie aber schon durch Wechselwirkung zweier Individuen, deren jedes aber männlich und weiblich ist, und somit zugleich befruchtet und empfängt (manche Mollusken und Würmer). Endlich erscheinen von den Insekten an in der Thierreihe männliche und weibliche Individuen zur Zeugung erforderlich. Von jeder dieser Weisen zur andern gibt es allmählige Uebergänge.

Treviranus: Biologie. Bd. 3.

O. Fr. Müller: Von den Würmern der süßen und salzigen Wasser. Kopenhagen, 1771.

Trembley: Abhandlung zur Geschichte einer Polypenart des süßen Wassers. Aus dem Französischen von Göze. Quedlinburg, 1791.

Spalanzani: Versuche über d. Erzeug. der Thiere und Pflanzen. Aus dem Französischen von Michaelis. Leipzig, 1786.

J. Theoph.

J. Theoph. Kölreuter: Vorläufige Nachrichten von einigen das Geschlecht der Pflanzen betreffenden Versuchen. Leipzig, 1761 — 66. 1 — 3.

C. Asm. Rudolphi: Entozoorum s. vermium intestinal. hist. natur. Amstel., 1808 — 09. I. II.

§. 230.

Der weibliche Zeugungsapparat, gegen den männlichen gehalten, charakterisirt sich im Allgemeinen besonders dadurch, daß er massenhafter existirt, in die Beckenhöhle zurückgezogen ist, und langsamer und zugleich mehr durch Masse wirkt (Nutriment, Basis); indeß das männliche Geschäft bei der Zeugung vorzugsweise nur Anregung betrifft (Condiment, Princip). Was alles in Uebereinstimmung damit steht, daß das Weib, der niedrigere Pol im Geschlechtsgegensatz des ganzen einen Menschenwesens und damit zugleich das vorzugsweise aufnehmende, innerlich lebende ist.

§. 231.

Die eigenthümliche Beziehung einer bestimmten ganzen Individualität des einen Geschlechts zum ganzen Wesen eines bestimmten Individuums vom andern, die sich in der Regel, nach einiger Vorbereitung, gegen Ende des ersten Drittels der ganzen menschlichen Lebensdauer zuerst vorzüglich deutlich und zugleich vollständig äußert, die Geschlechtsliebe, leitet naturgemäß das vollkommene Wechselverhältniß von Mann und Weib, das endlich in Zeugung übergeht, ein. Aechte, natürliche Liebe betrifft gegenseitig die ganzen Individualitäten, doch, dem eigentlichen menschlichen Charakter angemessen, vorzugsweise von moralischer Seite.

§. 232.

Das Wesentliche bei der Geschlechtsliebe ist Streben nach gänzlicher Verschmelzung der Individividualitäten, und somit nach gegenseitiger Ausgleichung des Einseitigen um Ergänzung. Ob nun aber wohl demnach allmählig eine immer innigere Annäherung und Vertrautheit entstehen muß, deren erste Anregung hauptsächlich das geistige Leben des Menschen in Gemüth und Phantasie betrifft, so wird doch endlich der Zeugungsakt mittelst einer vorzugsweise physischen Handlung vollzogen. — Da nun ferner der Mensch nicht, wie selbst die vollkommensten Thiere, in einer bestimmten Brunstzeit, mit aller Gewalt des Instinktes, zur Zeugung getrieben wird, sondern sich auf eine leisere instinktmäßige Anforderung, unter sonst berechtigenden Umständen, besonnen dazu entschließen kann und soll, gleichwohl aber im eigentlichen Zeugungsakte momentan seiner eigentlichen Persönlichkeit bis auf einen hohen Grad entsetzt (außer sich) und gewisser Maßen seine höhere Natur dem physischen Akte hingebend, erscheint, so ist das Zeugungsgeschäft von einem eigenen Schaamgefühle und Bestreben begleitet, es vor anderen zu verbergen.

§. 233.

Damit trifft aber die Nachtzeit als besondere Begünstigerin auch in so fern zusammen, als es im Zeugungshergange vor allem darauf ankommt, daß beide Individualitäten, als solche, möglichst indifferent und somit zu gänzlicher Verschmelzung um so geschickter werden, und als das Wesentliche des Nachtlebens in Nachlaß der Spannungen der organischen Mannichfaltigkeiten, und somit in Annäherung des gesammten Menschenwesens zur Indifferenz, besteht. Nun treffen mit Tag und Nacht, in weiterem Kreise, Sommer und Winter zusammen. Und da denn doch eine gewisse Selbstthätigkeit und einseitige Spannung der Individuen zur Zeugung erforderlich ist, so eignen sich

dazu

dazu, unter sonst gleichen Umständen vor Allem, die Nachmitternachts- oder Morgenstunden in den Uebergangsjahreszeiten des Frühlings und Herbstes.

§. 234.

Die Zeugungsverrichtung, der sogenannte Beischlaf, ist für beide Individuen von einer vorzüglich und eigenthümlich angenehmen Empfindung, die daher vorzugsweise Wollust genannt wird, begleitet, weil in diesem Momente jedes Individuum seine Einseitigkeit bis auf einen hohen Grad aufgibt, und sich dadurch unmittelbar dem Ganzen näher anschließt.

§. 235.

Von Seite des Mannes ist zu einem, seinem eigentlichen Zwecke, veredelnde Fortpflanzung der Gattung, erreichen sollenden Beischlaf vor allem ein ganz eigenartiges Sekretions-Erzeugniß, eines Theils der zur Geschlechtsverrichtung gehörenden Gebilde, der männliche Saamen, erforderlich.

Dieser stößt bei der Exkretion einen eigenartig riechenden, sehr flüchtigen Dunst aus (aura seminalis), der in ziemliche Weite zu wirken scheint, und besteht übrigens in einem dicken trüben Safte, der, näher untersucht, eine weißglänzende fadigte Materie zeigt, einen scharfen Geschmack hat, schwerer, als das Wasser ist, und bei seiner Exkretion im Dunkeln nicht selten leuchten soll. Die chemischen Analysen desselben stimmen in ihren Resultaten noch wenig überein, finden aber in ihm fast dasselbe, was sie in der Nervensubstanz finden. Letzteres und leicht noch mehr die im vollkommenen männlichen Saamen zu entdeckenden Infusorien, die bei weitem individueller und vollkommener gestaltet sind, als die des Blutes, und daher auch gewöhnlichen Saamenthierchen (animalcula seminaminalia seu spermatica) genannt werden, zeugen für die hohe Bedeutsamkeit dieses Sekretionsprodukts.

J. E. Asch: De natura spermatis, observat. microscop. indag. Goett., 1756.

M. F. Ledermüller: Versuch zu einer gründlichen Vertheidigung der Saamenthierchen ꝛc. Nürnberg, 1758.

W. Fr. Gleichen: Abhandlung über die Saamen- und Infusionsthierchen und über die Zeugung. Nürnberg, 1778.

Thomson: Syst. der Chem. Bd. 5. S. 536.

Kritik der verschiedenen Ansichten von den Saamenthierchen.

§. 236.

Der männliche Saamen ist, wie der Harn, ein die ganze Organisation repräsentirendes Sekretum, aber von Seite ihrer innigsten höchsten Lebendigkeit und Kräftigkeit. Saamen und Nervenäther sind die beiden höchsten und allgemeinsten Erzeugnisse der Organisation, jener aber tritt materieller am einen Extrem des Leibes (Becken), dieser weit subtilerer Natur am andern Extrem (Schädel, Hirn) vorherrschend auf. —

§. 237.

Der männliche Saamen wird zuvörderst in den Hoden abgesondert. Diese, in einer eigenen taschenförmigen Verlängerung der äußern Hautdecken, in dem Hodensacke, innerhalb dieses aber in zwei ovalen Säckchen, der eigenen Tunica dartos, und endlich zuinnerst von einer Fortsetzung der Bauchhaut enthaltenen, im Ganzen ovalen, aber weiter in kleinere Parthien unterabgetheilten, gelblich aussehenden und aus einer unendlich vielfach und feinverwickelten fadigten (gefäßigen) Masse bestehenden Gebilde sind das Hauptorgan des männlichen Zeugungsapparats, und das reinst männliche in demselben.

§. 238.

Aus der den äußeren Rand jedes Hoden bildenden Abtheilung, die corpus Highmori oder corpus fasculosum

losum (Halleri) heißt, entwickeln sich deutlichere Gefäße, die fascula efferentia, welche den bisher wahrscheinlich ganz gasförmig abgeschiedenen Saamen zunächst in die sogenannten kegelförmigen Stränge, die den oberen dickeren Theil (caput) der Nebenhoden bilden, bringen. Die jeden Hoden an seinem äußeren Rande wurmförmig von oben nach unten umliegenden, unterhalb des Kopfs aus einem einzigen mit unzähligen Windungen verlaufenden Saamengefäß (canalis epididimidis) bestehenden Nebenhoden bilden den nächsten weiblichen Gegensatz zu den Hoden, und wirken wahrscheinlich dadurch einigermaßen veredelnd auf den neubereiteten Saamen, daß sie bei seinem sehr verlangsamten Durchgange gewisse Theile aus ihm in ihre eigene Masse aufnehmen.

Als weiblich charakterisiren sich, gleich der Thymus, den Nebennieren u. s. w. auch die Nebenhoden dadurch, daß auch sie in der frühern Zeit des Fötuslebens im Verhältniß zu den Hoden größer sind, als später.

§. 239.

Vom untern Ende jedes Nebenhoden beginnt nun ein, aus dem Hodensacke durch den Bauchring gegen die untere hintere Seite des Harnblasenhalses aufsteigender Saamengang (vas deferens). Durch diesen gelangt der Saamen, mittelst eines in sehr spitzigem Winkel abspringenden Ganges, in eigene fächerige Erweiterungen, die Saamenbläschen (Aehnlichkeit mit den Gallengefäßen), von welchen aus, nach da, besonders durch zahlreiche aufsaugende Lymphgefäße, erfahrener Concentration, und bei übrigens geeigneten Umständen, er sich, mittelst des nun sogenannten ductus excretorius seu ejaculatorius, in die Harnröhre, gleich bei ihrem Ausgang aus der Blase, am sogenannten caput gallinaginis, ergießt.

§. 240.

Hier mischt sich aber dem Saamen noch ein anderer, etwas

etwas dünnerer, milch- und eiweiß-artiger Saft bei, welcher in der, die Harnröhre, unmittelbar in ihrem Abgang von der Harnblase, fast ganz umgebenden, aus drei Abtheilungen bestehenden fleischrothen, beinahe herzförmigen, aus einer ziemlich zähen und dichten, nur gewissermaßen körnigen Masse gebildeten sogenannten Vorsteherdrüße (prostata) bereitet und mittelst acht bis zwölf Ausführungsgängchen zugleich mit dem Saamen, oder vielmehr je ein Wenig vor ihm, in die Harnröhre ergossen wird.

Die Prostata scheint, wozu auch besonders ihre Masse stimmt, das Hauptgebilde des weiblichen Zeugungsapparats im Manne zu repräsentiren, und der von ihr bereitete Saft daher von geringer Bedeutung zu seyn (siehe Pankreas).

Vielleicht gehören die sogenannten Cowperischen Drüßen, als Analoga der sogenannten Graafischen Eier im weiblichen Eierstock, ebenfalls nur repräsentirend zur Prostata.

Regn. de Graaf: De partib. genit. virorum. Lugd. B., 1668.

§. 241.

Zur endlichen Exkretion des Saamens tragen äußerlich besonders bei die sehr elastische, obwohl nicht mit erkennbaren Muskelfasern versehene, Tunica dartos, die beiden musculi cremasteres, der Sphincter des ductus ejaculatorius, die levatores ani, wahrscheinlich durch eigene Contractilität die Saamenbläschen, durch Muskelfasern die prostata, weiter die musculi acceleratores urinae und transversi peritonaei.

Uebrigens werden durch Einen Beischlaf im Durchschnitte ungefähr zwei Drachmen ausgeschieden, ohne daß dadurch der ganze Inhalt der Saamenbläschen entleert würde. — Dergleichen Ergießungen im durch Liebe vermittelten Beischlafe scheinen von einem gesunden, vollkommen ausgebildeten Manne je in fünf bis neun Tagen ohne Nachtheil wiederholt werden zu können. Es kann aber alle freiwillige Exkretion des Saamens unterbleiben. Dann wird derselbe theils wieder ins Blut aufgenommen, theils aber je länger, in desto geringerem Maaße abgesondert. Unfreiwillige Ergießungen (pollutiones) scheinen aber keine reine und nothwendige Naturhülfe zu seyn, wofür sie gewöhnlich angesprochen werden.

Lenhossék a. a. O. Bd. 5. §. 588.

Alle Thiere mit einer Wirbelsäule haben auch Hoden mit Nebenhoden; aber schon bei vielen Säugethieren fehlt der Hodensack, und die Hoden befinden sich, wie im menschlichen Fötus, in der Beckenhöhle; auch fehlen bereits vielen dieser Klasse die Saamenbläschen. — Bei den Vögeln bleiben die Hoden durchgängig in dem Leibe, die vasa deferentia führen bei ihnen in die Kloake. An ihrer Mündung kommen bei manchen bläschenartige Anschwellungen vor. — Ganz ähnlich findet sich die Einrichtung der Hoden- und Saamengefäße bei den Reptilien.

Viele Fische haben, anstatt konsistenterer Hoden, bereits nur häutige Säcke, die zur Brunstzeit einen milchigten Saft absondern und enthalten.

Bei den Mollusken finden sich, anstatt der Hoden, häufig ziemlich große drüßenartige Körper.

Die Würmer haben zum Theil der ganzen Körperlänge entlang laufende Hoden. — Aehnlich die Crustaceen.

Bei den Insekten finden sich bald mehr, als zwei hodenartige Gebilde, bald nur ein einziges ihre Stelle vertretendes.

Prostata, auch Cowpersche Drüßen, haben die meisten Säugethiere ebenfalls.

§. 242.

Der durch die Harnröhre auszuführende Saamen wird endlich durch das vorzugsweise sogenannte männliche Glied oder die Ruthe vollends dahin gebracht, wo er, unter sonst günstigen Umständen, die zeugungskräftige Wechselwirkung mit der weiblichen Zuthat eingeht. Dieß geschieht aber dadurch, daß mit Beihülfe der genannten Muskeln die den untern Theil der Ruthe bildende sogenannte schwammigte Scheide der Harnröhre (corpus cavernosum urethrae), die nach vorne zur Eichel wird, und die beiden, den obern Theil der Ruthe ausmachenden schwammigten Körper (corpora cavernosa penis), durch das Bedürfniß und den rechten Gegenstand des Beischlafs veranlaßt, einen häufigeren Zufluß des arteriellen Bluts erfahren, somit sich die vielfach gewundenen, zum Theil weiten Gefäßverzweigungen, aus denen die genannten Theile der Ruthe bestehen, sich mehr entwickeln und füllen, indeß die ohnedieß dünneren Venen zugleich verhindert sind, entsprechend viel Blut zurückzuführen. Dadurch wird nämlich das ganze Glied in den Zustand der Erektion versetzt, durch welche zugleich die Eichel von der Vorhaut entblößt und bei Berührung der weiblichen Theile um so empfindlicher wird.

Fr. Tiedemann: Ueber d. schwammigen Körper der Ruthe des Pferdes (Meckel's deutsch. Arch. f. d. Phys. Bd. II. Hft. 1. 1816.).

Bei den Säugthieren findet sich, außer Länge und Größe und einigen ziemlich vereinzelten Abweichungen, in der Einrichtung der Ruthe, gegen die beim Menschen, keine Abweichung. Doch haben die Säugthiere, welchen die Saamenbläschen fehlen, und die daher länger zum Coitus brauchen, einen kleinen Knochen in der Ruthe. — Häufiger und auffallender sind die Abweichungen der Eichel, nach Zahl, Gestalt, Größe u. s. w.

Die meisten Vögel haben am unteren Rande der Kloake, anstatt der Eichel, nur einige Gefäßwärzchen; andere eine nicht durchbohrte Ruthe.

Ganz ähnlich findet es sich unter den Reptilien. — Bei den Fischen ist keine Ruthe zu entdecken.

§. 243.

Den schwammigen Körpern der Ruthe des Mannes,

die

die vorzugsweise nur als Werkzeug dient, entspricht im weiblichen Zeugungsapparat die Scheide, Mutterscheide. Dieser am Eingang mit einer Art Schließmuskel versehene cylinderförmige, häutige, mit den großen äußeren und kleineren inneren, der äußern Haut des Hodensacks, und der Tunica dartos des Mannes entsprechenden Schaamlefzen, mit der die Eichel der Ruthe weiblich wiederholenden Clitoris an ihrem oberen Rande, und mit dem, im jungfräulichen Zustande den Eingang gewissermaßen schließenden Hymen am untern Rande anfangend, vier bis fünf Zoll lange, innen faltige und darum auch sehr ausdehnbare, schleimabsondernde, etwas gebogen zwischen Harnblase und Mastdarm aufwärts steigende, in ein Hauptgebilde des weiblichen Zeugungsapparats endigende, Gang nimmt beim Beischlafe das männliche Glied und durch dasselbe den männlichen Saamen zunächst in sich auf.

J. W Tolberg: Diss. de varietate hymenum. Hal. 1791.

Die Clitoris hat im früheren Fötusalter des Menschen ein günstigeres Verhältniß, wahrscheinlich weil in jener früheren Periode jedes Individuum erst Hermaphrodit ist, eh' sich Ein Geschlecht an ihm entschieden ausprägt.

In allen Thierklassen, deren männliches Geschlecht eine Ruthe hat, ist das weibliche mit einer Clitoris versehen. — Bei allen Säugthieren entspricht die Clitoris der Eichel der männlichen Individuen derselben Art fast nach jeder Modifikation.

Die Nymphen fehlen schon den meisten Säugthieren. — In allen übrigen Thierklassen fehlen, mit wenigen Ausnahmen, äußere weibliche Geschlechtstheile ganz; statt ihrer dient dann zugleich die Kloake.

§. 244.

In gewissem Sinne ist Central-Gebilde bei der ganzen Zeugung die Gebärmutter des Weibes (uterus), in die sich von außen her die Mutterscheide endigt. Von der entgegengesetzten Seite her stehen mit dem Uterus in Verbindung

bindung die, den männlichen Hoden am direktesten entsprechenden Eierstöcke (ovaria) des Weibes, deren Gegensätzliches Verhältniß sich auch dadurch besonders ausdrückt, daß jene zuäußerst außer dem Becken, diese zuinnerst in demselben liegen, die in dem zelligen Gewebe dieser, gegen 1½ Zoll nach hinten und außen vom Uterus entfernten, länglicht runden Eierstöcke liegenden 2 bis 50 Bläschen (ovula Graafiana) ergießen, die sogenannten gelben Körper zurücklassend, bei dem fruchtbaren Beischlafe einen wässerigt eiweißartigen, weißlichen Saft, den weiblichen Saamen.

Th. G. A. Roose: Ueber die gelben Körper im weiblichen Eierstocke. Braunschweig, 1800.

§. 245.

Daß die Feuchtigkeit der Bläschen des Eierstocks, im entscheidenden Momente des Beischlafs ergossen, von der Abdominal-Mündung, mittelst des, die Nebenhoden weiblich wiederholenden, corpus fimbriatum (Laciniae seu morsus diaboli) der sogenannten Mutter-Trompeten oder Fallopischen Röhren, aufgenommen und durch sie zum Theil in den Uterus gebracht werden, kann wohl nicht geleugnet werden; daß aber diese Feuchtigkeit wahrhaft als weiblicher Saamen zu betrachten, daß sie wirklich von Seite des Weibes die Hauptsache zur Befruchtung sey, und nicht blos, ohne besondere innere Bedeutsamkeit, den männlichen Saamen nachahmend repräsentire, dafür spricht am lautesten die, im Vergleich zu dem Vorkommen des Uterus, größere Beständigkeit der Ovarien im Thierreiche und die Wichtigkeit der Eier bei den Vögeln und übrigen eierlegenden Thieren.

Casp. Bartholinus: De ovariis mulierum. Rom. 1677.
J. C. Rosenmüller: Quaedam de ovariis embryonum. Lips., 1803.

Vergl.

Vergl. die entgegengesetzte Ansicht: Wilbrand: Physiol. §. 846 — 854.

Eierstöcke und Eiergänge (Muttertrompeten) finden sich in allen Thierklassen, obwohl mit Modifikationen nach Zahl der ganzen Gebilde und der Eier, nach Größe, Lage u. s. w.

Einen Uterus aber haben eigentlich nur die Säugthiere, und unter diesen geht er schon die mannichfaltigsten Gestalten ein und wird da schon endlich blos häutig. — Schon bei den Vögeln verschmilzt der Uterus mit dem Eiergange.

§. 246.

Der — von der Mündung in die Mutterscheide aus sich nach Art einer gewissen Flaschenform erweiternde und zwischen Harnblase und Mastdarm aufsteigende, nach oben etwas vorwärts geneigte, in dieser Lage durch verschiedene Bänder gehaltene, nach beiden Seiten mit den Fallopischen Röhren zusammenmündende, mehr gefäß- als nervenreiche, zuinnerst mit einer dunst- und schleim-absondernden faltigen und flockigen Haut ausgekleidete, außerdem aus einem eigenartigen dichten, sehr irritablen Parenchym gebildete — Uterus verhält sich mehr nun als Zeugungsstätte, und als erster Behälter und Ernährer des Gezeugten.

J. Swammerdam: Miracul. natur. s. uteri muliebr. fabrica. Lugd B., 1672.

H. A. Wrisberg: Experim. et observat. anat. de utero gravid. Goett., 1752.

J. G. Roederer: Icon. vter. hum. observat. illust. Goett., 1758.

J. C. Loder: De struct. vter. muscul. Jen., 1784.

Fr. G. U. Mayer: De vteri struct. etc. Viteb., 1795.

G. Hunter: Anat. vter. hum. grav. Birmingh., 1774.

J. Fr. Osiander: Comment. praem. reg. orn., qua ediss. vterum nervos habere. Goett., 1808.

Autenrieth: Ueber die eigentliche Lage der innern weibl. Geschlechtstheile (Reil's und Autenrieth's Arch. f. d. Physiol. Bd. 7. S. 294. 2c.).

§. 247.

§. 247.

Beim gesetzmäßigen Hergange der Zeugung treffen männlicher und weiblicher Saamen, im Momente der innigsten Indifferentiirung beider ganzen Individualitäten, im Uterus zusammen. Jener von Seite des Mannes hingeschleudert, dieser von Seite des Weibes mittelst der Zotten oder Franzen an der jenseitigen Mündung der Fallopischen Röhren aufgesogen. Dabei ist aber keineswegs nöthig, daß der männliche Saamen in diesem Momente, von Seite des Mannes, in ganzer Masse in den Uterus gebracht werde; sondern es ist vielmehr anzunehmen, das einestheils sein subtilerer, flüchtigerer Theil (aura seminalis) das wirksamste an ihm sey, und daß anderntheils die weibliche Zeugungsthätigkeit von selbst eine Art Aufsaugung auf denselben ausübe.

Verschiedene Weisen des Coitus unter den Thieren.

Befruchtung der Eier außerhalb des weiblichen Körpers, unter den Amphibien bei den Fröschen — bei den meisten Fischen, unter den Mollusken bei den Sepien — unter den Insekten bei den Bienen.

Verschieden lange Zeit des Coitus.

Blumenbach: Spec. physiol. compar. inter animal. calid. sanguin. vivipara et ovip. (Comment. Sec. reg. sc. Gött., IX. 109. etc.).

J. Haighton: Ueber die Befruchtung der Thiere (Philos. transact. I. 159. etc. — Reil's Archiv III. 31 bis 73.).

§. 248.

Was das Weib in der Zeugung beiträgt, verhält sich vorzugsweise bestimmbar; was der Mann, vorzugsweise bestimmend (Empfangen — Befruchten). Wie aber übrigens das Geschlechtsverhältniß naturgemäß unmittelbar den ganzen Menschen betrifft, so sind auch männlicher und weiblicher Saamen lebendige Produkte der ganzen leiblichgeistigen Individualität; enthalten diese selber im indifferenten Zustande, und als lebendige differentiale. Nun

indiffe=

indifferentiiren sich weiter die beiderseitigen Saamen selber, und somit wird im Augenblick der Empfängniß die Indifferenz des ganzen Menschenwesens, nach Maaßabe der Qualität beider Zeugenden, im lebendigen Differentiale gesetzt.

P. Herrm. Grasmeyer: De conceptione et foecund. Gött., 1789.

§. 249.

Je rascher, kräftiger und inniger die Indifferentiirung vor sich gegangen war, desto schneller und kräftiger muß sich die entgegengesetzte Richtung wieder erheben, vermöge deren sich das, nunmehr von den Zeugenden bis auf einen gewissen Grad losgetrennte und selbstständig gewordene, Indifferente in sich selber wieder polarisch zu entzweien, das Differentiale zu redintegriren, beginnt. So erscheint denn auch zunächst das aller Wahrscheinlichkeit nach ursprünglich ganz ätherisch beginnende Kügelchen (infusorium mit der Bedeutung einer ganzen menschlichen Individualität) in der Zertheilung in zwei zusammenhängenden Bläschen begriffen.

Ueberblick über die hauptsächlichsten Zeugungstheorien. — Occasionalismus und Prästabilismus — letzterer wieder als Evolutionstheorie oder als Epigenesis — die Evolutionstheorie einseitig auf das Weib bezogen (Einschachtelung), oder einseitig auf den Mann (Saamenthierchen) — Modifikationen der Theorie der Epigenesis — allmählige Ausbildung der Panspermie (Bonnet, Büffon ꝛc.) — Needham, Wolf — (Darwin und Reil) — Blumenbach's Bildungstrieb — Oken's Versuch generatio secund. und orig. näher zu vereinigen.

Casp. Fr. Wolf: Theoria generationis. Hal., 1774.

J. Fr. Blumenbach: Ueber den Bildungstrieb, 3te Aufl. Göttingen, 1791.

Oken: Die Zeugung. Bamb., 1805.

C. P. Schneegaß: Ueber die Erzeugung oder Aufzählung und Beurtheilung aller bisherigen Zeugungstheor. ꝛc. Jena, 1802.

Fel. Fontana: Ueber das System der Evolution (Reil's Archiv II. 474 bis 486.).
J. Döllinger: Vers. einer Geschichte der menschl. Zeugung (Meckel's Archiv II. 3. S. 388 bis 402.

§. 250.

Das Vorkommen von Schwangerschaften am unrechten Ort (graviditates extrauterinae) beweißt nicht dagegen, daß die Empfängniß regelmäßig durch lebendige Begegnung des männlichen und weiblichen Saamens in dem Uterus geschehe, sondern spricht blos, wie das Gefundenwerden von losgerissenen Eychen im Eierstocke oder in den Fallopischen Röhren, bald nach fruchtbarem Beischlafe, dafür, daß der männliche Saame selbst über den Uterus hinaus zu wirken vermöge, und daß es Fälle gebe, wo der weibliche Saamen auf seinem Wege nach den Uterus gehemmt oder gestört wird. Bei der entgegengesetzten Ansicht ist dies weibliche Zeugungsgeschäft gar zu passiv, und das ganze Zeugungsgeschäft zu einseitig aufgefaßt.

Weinknecht: De concept. extra vterum. Hal., 1791.
W. Josephi: Ueber die Schwangersch. außerhalb der Gebärmutter rc. Rost., 1803.

§. 251.

Gewöhnlich wird durch einen fruchtbaren Beischlaf nur zu Einem Fötus empfangen. Das Vorkommen von Zwillingen verhält sich zu dem von Einlingen, wie 1 zu 70 bis 80; von Drillingen, wie 1 zu 6 bis 7000, von Vierlingen, wie 1 zu 20000. Fünflinge kommen höchst selten, und Sechslinge u. s. w. wohl gar nicht vor.

Mehrere Fötus können aber entweder durch einen Beischlaf gezeugt werden, oder, was jedoch selten anzunehmen ist, durch verschiedene Beischläfe kurz hintereinander; ferner bei getheiltem Uterus, bei Schwangerschaft am unrechten Orte.

Haller:

Haller: El. phys. VIII. 460. —

J. C Varrentrapp (Roose): De superfoetatione. Frcf.. 1803.

Je unvollkommener die Organismen, desto häufigere Nachkommenschaft. — Außer den Säugthieren gebären aber die meisten Thiere Eier, in denen der Fötus erst ausgebrütet wird.

§. 252.

Der Zeugungsakt beim Weibe dauert während der ganzen Schwangerschaft, und gewissermaßen selbst nach der Geburt noch während der Säugung fort. Der Aufenthalt des Fötus in dem Uterus dauert aber in der Regel zehn Mondmonate oder neun Sonnenmonate; während welcher ganzen Zeit letzterer sich im Zustande erhöhter Lebendigkeit befindet; da er außer der Schwangerschaft im reifen Weibe nur alle Mondsmonate einige (drei bis acht) Tage lang einen ähnlichen Zustand eingeht, und binnen dieser Zeit 4 bis 6 Unzen reinen Blutes, theils aus seiner innern Fläche selbst, theils wohl auch unmittelbar aus den Gefäßen derselben ab= und durch die Scheide aussondert. Dieß, der sogenannte Monatfluß, die fälschlich sogenannte Reinigung, Menstruation u. s. w., welche eine Art Brunstzeit des menschlichen Weibes bezeichnet. Während der Schwangerschaft wird fortwährend noch mehr Blut in dem Uterus ab=, aber keines ausgesondert, sondern zur Entwickelung der Frucht verwendet.

J. H. Ch. Niemeyer: De menstruat. fine et usu. Gött., 1796.

P. G. A. Blumenhagen: Menstruatio physiol. et pathol. spect. Gött., 1803.

J. Fr. Osiander: De fluxu menstruo etc. Gött., 1808.

J. Lud. Fr. H. Sommer: Diss. de menstruat. natura et ratione. Erl., 1821.

Die Thiere sondern während der Brunstzeit kein Blut, sondern nur Schleim (Lymphe) ab, weil sie meistens eine mehr häutige und somit blutärmere Gebärmutter haben.

Lenhossék a. a. O. V. 151.

Wilbrand a. a. O. Kap. XLVI.

§. 253.

§. 253.

Die Frucht erscheint aber, sobald sie überhaupt beobachtet werden kann, in einer wässerigt käsigten, salzig schmekkenden und eigenthümlich riechenden Feuchtigkeit, dem sogenannten Kindswasser (liquor amnii), welches von zwei Häuten (amnion und chorion) kugelig umschlossen ist, schwimmend enthalten. — In der ersten Zeit der Schwangerschaft schwitzt in der innern Fläche des Uterus noch eine Haut an, die sich aber im Verlauf derselben theils mit dem Chorion vereinigt, theils zu anderem Zwecke verbraucht wird, und daher membrana decidua seu caduca (Hunteri) genannt wird. Das sogenannte Kindswasser hält zwar während der ganzen Schwangerschaft ein bestimmtes Verhältniß zur Frucht ein, aber nimmt dabei in demselben Grade ab, als die Frucht wächst. Schon blos dadurch zeigt sich eine innere Einheit zwischen beiden, innerhalb deren sie den allgemeinen Gegensatz zwischen Festem und Flüssigem auf eigene Weise darstellen. Uebrigens ist es wahrscheinlich, daß das Kindswasser in seinem Fortbestehen hauptsächlich aus den Eihäuten abgesondert werde, aber auch nicht zu läugnen, daß ihm einiges Exkrement der Frucht, wenigstens aus dessen ganzer Haut beigemischt sey.

Lenhossék: V. 256.
Chemische Analysen: Thomson: Syst. der Chem. IV. 541. 2c.
Dzondi in Gehlen's Journ. der Chemie und Phys., Bd. 2. Hft. 4. S. 657.

§. 254.

Umgekehrt scheint sich aber auch die Frucht allerdings von dieser Flüssigkeit, besonders, doch nicht ausschließlich, mittelst der äußeren Haut zugleich mit zu ernähren und aus ihr mit zu athmen. Was übrigens noch von ihrem Nutzen gesagt wird, sofern sie, durch ihr Eindringen in verschiedene Oeffnungen der Frucht, Verwachsungen der

Höhlen verhüten soll, ist theils weniger bedeutende Nebensache, theils mit einer würdigen Ansicht der Autonomie des Lebens unverträglich. Diese Flüssigkeit hat vielmehr für die Frucht die Bedeutung der Atmosphäre, welche der niedern Stufe der Organisation entsprechend je früher, um so überwiegender wässerig ist (Wasserthiere, Amphibien).

Hub. van der Bosch: De liquore amnii. Ultraj., 1792.

Paul Scheel: Commentatio de liquoris amnii asper. arter. foet. hum. nat. et us. etc. Havn., 1799.

§. 255.

In den ersten zwei bis drei Monaten wird wohl außerdem die Frucht hauptsächlich mittelst des Nabelbläschens, das einen eigenen dem Eidotter verwandten Saft enthält, zwischen Chorion und Amnion liegt, durch Nabelgekrösgefäße mit der Frucht zusammenhängt, und wahrscheinlich selbst als erstes, noch äußeres Rudiment des Darms desselben zu betrachten ist, ernährt; indeß vielleicht die Allantois einen Theil der Athmung und die Harnaussonderung zugleich vicariirt.

Oken und Kiefer: Beiträge zur vergleich. Zoolog. Bamb., 1806. I. II.

Kiefer: Ursprung des Darmkanals aus d. Vesic. umbil. dargestellt im menschlichen Embryo. Göttingen, 1810.

Emmert und Hochstetter: Unters. über das Nabelbläschen (Reil's Archiv X. 1. S. 42 bis 83.).

§. 256.

Um den vierten Theil der Schwangerschaftszeit bildet sich aber ein anderer, die Ernährung und Athmung in Einem und vorzugsweise gewährender Apparat, der sogenannte Mutterkuchen (Placenta). Dieser wird einestheils vom Muttergrund aus (pars uterina), anderntheils der Stelle gegenüber im Chorion, von Seite der

Frucht

Frucht her (pars foetalis) gebildet, einerseits durch Concentrirung der Flocken in der membrana decidua, und andererseits durch ein Gleiches an der äußeren Fläche des Chorions; womit zugleich von beiden Seiten eine Entwickelung von reichlichen Gefäßverzweigungen Statt hat, welche letztere jedoch aus beiden Theilen nicht unmittelbar kommuniciren. Der Fruchtantheil des Mutterkuchens wird nämlich durch von dem Nabel der Frucht ausgehende zwei Arterien und eine Vene, die nebst einem eigenthümlichen Schleime, mittelst einer Hautumkleidung, zu einem Strange, dem Nabelstrange, vereinigt sind, und dessen Gefäße sich an der genannten Stelle aufs äußerste verzweigen, gebildet.

§. 257.

Zwischen den beiden Theilen des Mutterkuchens, die einen Gegensatz bilden, findet nun, behufs ihres Inhalts, an Säften, die in früherer Zeit mehr lymphatisch, erst später immer eigentlicher blutartig zu werden scheint, eine biochemische Wechselwirkung statt, vermöge deren nicht nur die Säfte des Fötus eine der Beathmung ähnliche Wirkung, sondern zugleich und wohl vorzugsweise Stoffvermehrung erfahren (Verdauung), indeß das außer der Schwangerschaft durch die Menstruation ausgesonderte, nun und noch mehr in diesem Prozeß der Placenta verbraucht wird.

In dieser Periode möchte die Athmung zum großen Theil schon geschieden, auf weibliche Weise von der Thymus geübt werden.

A. Chr. Reuss: Novae quaed. observat. circa struct. vasor. in plac. hum. hujusque pecul. c. utero nexum. Tub, 1784.

God. Ph. Michaelis: Diss. sist. observat. circa plac. ac funic. umb. vas. absorb. Gött., 1790.

J. Fr. Lobstein: Ueber die Ernährung des Fötus, aus dem Französischen. Halle, 1804.

Oken:

Oken: Der Athmungsproz. des Fötus (Siebold's Lucina III. St. 3. 1806.).

§. 258.

Durch die erhöhte Lebendigkeit des Uterus, während der ganzen Schwangerschaft, entwickeln sich besonders im Muttergrunde immer deutlichere und häufigere Muskelfasern. Dieß geschieht gegen das Ende der Schwangerschaft um so mehr, je mehr der Mutterkuchen und die Eihäute mit der enthaltenen Flüssigkeit an Masse und Lebendigkeit abnehmen.

So wird theils der Fötus immer mehr von der Mutter isolirt und seinerseits immer selbstständiger, wodurch er aber in gleichem Grade eines anderen Lebensmediums, als des Uterus, bedürftig wird; theils steigt die Irritabilität des Uterus allmählig aufs Höchste, die, wie die benachbarten Bauch- und Beckenmuskeln und das Zwerchfell, nur bis auf einen gewissen Grad zunehmender Ausdehnung fähig, endlich zum Theil selbst durch den mechanischen Reiz der sich selber loszulösen strebenden Frucht dazu aufgefordert, letztere aus dem Uterus durch die Mutterscheide ausscheiden. Dieser Vorgang der Geburt wird noch besonders dadurch unterstützt, das auch die Mutterscheide und die ganze Beckenregion durch das so lange in ihr obwaltende regere Leben thätiger und schmiegsamer zugleich geworden ist.

J. Jac. Römer: Partus natural. brevis expositio. Gött., 1786.

Saxtorph: Erfahr. über die vollkomm. Geburt. Kopenhagen, 1786.

A. van Solingen: Das Mechan. der Geburt rc., aus dem Holländischen. Hannover, 1801.

Nägele: Der Mechanismus der Geburt (Meckel's Archiv der Physiologie, 5tes Heft von 1820?).

§. 259.

§. 259.

Die geborne Frucht wird, auch nur in Bezug auf ihr physisches Leben, erst allmählig vollends selbstständig. Eine Mittelstufe zwischen größter Abhängigkeit derselben von der Mutter und einem gewissen Grad der Selbstständigkeit, aber noch immer gewissermaßen eine Stufe des weiblichen Zeugungsaktes bezeichnet die Säugung. Der erste Grad von Selbstständigkeit, oder der erste Schritt im Uebergange von reinem Instinkt zu willkührlichem Leben der Frucht, zeigt sich in Bezug auf die Säugung dadurch, daß dieselbe dabei in den Stand gesetzt ist, außer dem nun eintretenden Athmungsgeschäft durch die Lungen, das Bedürfniß der Stoffaufnahme in den Verdauungsapparat in der Empfindung wiederzuspiegeln, und dieser zufolge das erforderliche Materiale selbstthätig, wenn auch noch immer zugleich ziemlich instinktmäßig, durch den Mund einzunehmen, wodurch denn nun die ganze Metamorphose der Frucht gegen vorhin auf vermitteltere Weise besteht.

§. 260.

Zu diesem Zwecke dienen eigene, mit dem gesammten Zeugungsapparat des Weibes nicht blos in enger Verbindung stehende, sondern das wesentlichste Organ in dem weiblichen Zeugungsgeschäfte, die Eierstöcke (weibliche Hoden) auf höherer Potenz wiederholende Gebilde, nämlich die Brüste, zwei auf dem großen Brustmuskel jeder Hälfte des Thorax aufsitzende, halbkugelig geformte, je in der Mitte mit einer warzigen Hervorragung versehene, aus einem mit mehr Fett, als Zellgewebe verbundenen, an sich aus Körnchen, die in einzelnen Abtheilungen zusammengehäuft sind, bestehende drüßigte Gebilde.

Oken: Naturphil. §. 2858.

Bernh. Koelpin: Diss. anat. de struct. mammar. sexus sequioris. Gryph., 1765.

Athan. Joannides: De mammar. physiol. Hal., 1801.

Jac. Anemaet: De mirabili quae mamm. inter et uter. intercedit Sympath. Lugd. B., 1784.

§. 261.

In diesen wird, vollkommen jedoch nur zu Ende der Schwangerschaft, ein eigenartiger chylusähnlicher Saft, die Milch, abgesondert, und mittelst vielfacher feiner Gefäschen (ductus lactiferi), die sich endlich in wenigere Ausführungsgänge vereinigen, im Umkreis der Brustwarzen auf äußere Anregung ausgesondert, daher durch Saugen, als geringer Verdauung bedürftig, der Bauchfunktion des Kindes übergeben. Die Menge der ab- und ausgesonderten Milch, wie die Dauer der Säugung, ist sehr relativ; Vernachlässigung einer angemessenen Säugungszeit aber gegen die Natur, und darum für Kind und Mutter sehr nachtheilig.

J. Colombier: Abhandl. von der Milch ꝛc., aus dem Franz. Leipzig, 1785.

Ferris: Ueber die Milch, aus dem Engl. Leipzig, 1787.

Parmentier und Déjeux: Neueste Untersuchung und Bemerkung über die verschiedenen Arten der Milch ꝛc., aus dem Französischen. Jena, 1800.

Chemische Analysen von Pfaff in Schweigger's Journ. VIII. Hft. 3. 1813.

Unter den Thieren entspricht die Zahl der Brüste im Durchschnitte der Zahl der auf Einmal gebornen Jungen. Es finden sich deren häufig zwei Reihen im Verlauf des ganzen Rumpfes.

§. 262.

Wie der Gesammtzustand der ganzen Individualität des Mannes im Zeugungsakte die individuelle Natur der Frucht unmittelbar vorzugsweise bestimmen kann, so kann ein Gleiches von Seite des Weibes auch noch während der ganzen Schwangerschaft und der Saugzeit geschehen. Das ganze leibliche und geistige Leben eines Menschen durchdringt einander unaufhörlich wechselseitig. Nun stellt zwar vor allem männlicher und weiblicher Saamen, in Bezug auf die Frucht,

Frucht, die Indifferenz der beiderseitigen Individualitäten dar, und bestimmt vorzugsweise die Grundbeschaffenheit des lebendigen Keims; aber auch das mit letzterem im Uterus während der ganzen Schwangerschaft in lebendiger Wechselwirkung stehende Blut, wie später, wenn auch noch schwächer, selbst die Milch der Mutter, sind als organische Theile des ganzen untrennbar Einen, nach Maaßgabe einzelner andauernder Grundqualitäten oder gewisser, zwar rasch vorübergehender, aber doch tief eingreifender, Stimmungen des mütterlichen Lebens um so mehr verschieden, je mehr die ganze Individualität eines schwangeren und säugenden Weibes im Uterus und im Säuggeschäfte vor allem koncentrirt ist; muß also auch verschieden auf den Fötus wirken, und diese Wirkung ein bestimmtes Resultat in jenem geben. Dazu gerechnet die ansteckungsartige Wirkung der Einbildung auf Theile desselben Individuums, und erregen, wie sehr sich der Fötus wirklich, je früher, um so mehr, als ein organischer Theil der Mutter verhält: so erhellt leicht, daß auch das sogenannte Versehen der Mutter mit bestimmten Folgen für die Frucht an sich wohl begründet sey, ohne gerade eine Nerververbindung zwischen beiden nöthig zu haben.

C. Chr. Krause: De quaest. ab acad. imper. scient. Petrop. propos., quaenam sit causa proxima mutans corpus foetus, matris mente a causa quadam violenta commota? — Una cum alia diss. negat. quaest. part. adstruente (Roederer). Petrop., 1756.

J. Chr. Arnold: Gedanken von der Zuläſſigkeit der Meinung, die Mutter wirke in die Bildung ihrer Frucht durch die Einbildung. Leipzig, 1775.

Klein in Siebold's Journ. für die Geburtsh., 1ste und 2te Lieferung.

Desgl. Meckel s Archiv II. 2. S. 353.

S. T. Sömmerring: Abbildung und Beschreibung einiger Mißgeburten ꝛc. Mainz, 1791.

J. C. Zimmer: Phyſ. Unterſ. über Mißgeb. ꝛc. Rudolſtadt, 1806.

Arn. Wienholt: Sieben Vorlesungen über die Entstehung der Mißgeb. Brem., 1807.
Fr. Tiedemann: Anat. der kopflosen Mißgeb. Landshut, 1813.

B.
Animalisches Leben am Menschen.

§. 263.

Der eigentliche Charakter des Thierlebens spricht sich am reinsten in Empfindung und willkührlicher Bewegung aus. Die Pflanze zeigt selbst in ihren höchsten Lebensmomente nur etwas der thierisch organischen Empfindung und Bewegung schwach Aehnliches; so wie von der anderen Seite das eigentliche Seelenleben, von dem sich wiederum im Thiere, im Vergleich mit dem Menschen, nur erst eine schwache Dämmerung findet, mit dem Empfindenden und Bewegenden, nur eben am nächsten zusammengrenzt.

§. 264.

Im Menschenleben, in welchem alle drei Lebensformen in eigenthümlichem Verhältnisse beisammen und ineinander bestehen, ist zwar Empfindung und Bewegung auch in den vorherrschend vegetativen Lebensthätigkeiten, wie umgekehrt die Vegetation auch waltet im vorherrschend Empfindenden und Bewegenden: — aber letztere Lebensthätigkeiten finden sich auch ihrerseits in gewissen Distrikten der Organisation bis auf einen gewissen Grad frei und selbstständig ausgebildet.

Wenn das physische Menschenleben in seinen bildenden oder vegetativen Verrichtungen instinktmäßig gegen das Ganze centrifugal in die körperliche Außenwelt tritt; so

so verhält es sich in Empfindung und Bewegung willkühr-
lich und zu seinem Ganzen centripetal.

a.
Empfindung — Sinnlichkeit.

§. 265.

In der Empfindung wird das physische Menschenleben in seiner steten Beziehung zur körperlichen Außenwelt innerlich, erfaßt, fühlt sich selbst (ohne sich selbst zu begreifen), wird sich selbst innerliches Gesetz, welches das eigene Leben von innen heraus wahrt und hütet und regiert dadurch, daß es einestheils nach innen gewendet, jeden Lebensvorgang in jedem Momente begleitend und den gegenwärtigen Zustand jeder organischen Einzelnheit stets anzeigend, durch Wohlgefühl oder Schmerz fortwährend antreibt, im einzelnen Falle das Geeignete zu thun und das Ungeeignete zu lassen und zu entfernen, anderntheils aber nach außen gerichtet, die Körperwelt außer sich in ihren verschiedenen Erscheinungs- und Wirkungsweisen auffaßt zu dem gleichen Behufe der eigenen Sicherstellung im Verhältniß zu ihnen. — Die Empfindung könnte demnach das physische Gewissen genannt werden.

§. 266.

Das eigentlich Empfindende ist überall die Nervensubstanz; und da dieses Element allen Punkten der physischen Organisation des Menschen nicht blos als sinnlich wahrnehmbarer wirklicher Nerve, sondern auch mit den übrigen Elementen derselben zum Parenchym aller Theile indifferenziirt innewohnt, so sind auch alle lebendigen organischen Theile empfindlich von einem Maximum durch viele Abstufungen bis zu einem Minimum.

Die Nervensubstanz ist aber selber wieder durch zwei Elemente thätig, durch ein relativ Festes und durch ein relativ

relativ Flüssiges. Jede organische Einzelnheit der physischen Organisation des Menschen existirt und ist thätig durch diese, in jeder anders modificirten, zwei Elemente des relativ Flüssigen und relativ Festen. Schon nach der allgemeinen Analogie müßte also ein flüssiges Element zur relativ festen Nervensubstanz postulirt werden. Daß sich aber ersteres in der Nervensubstanz weniger palpabel den Sinnen darstellt, ist begreiflich, da auch der relativ feste Bestandtheil derselben unter allen festen organischen Materien die subtilste ist. Dem entsprechend ist ihr flüssiges Element ein höchst subtil flüssiges, ein sich den Sinnen fast ganz entziehendes höchst feines, flüchtiges, ätherisches.

Aus dem leichten Entweichen dieses flüchtigen Nervenprincips möchte sich der große Verlust der Nervensubstanz erläutern lassen, wo sie chemischen Untersuchungen unterworfen wurde. Die bei dieser Gelegenheit gewöhnlich verschwindenden 80 bis 90 Theile von 100, möchten mit Unrecht blos für verdampftes Wasser erklärt werden.

Vergl. Fr. Meckel: Handb. der menschlichen Anat., Bd. 1. S. 262.

Steffens Anthropologie, Bd. 1. S. 109. Anmerkung v. Eschenmayer: Psychol., S. 248. §. 276.

Desgl. Archiv für den thierischen Magnetismus I. 1.

Lenhossék a. a. O. Bd. 4. §. 467. u. s. w.

§. 267.

Der Streit, ob an der gereizten Stelle der Nervensubstanz oder in jedem Falle erst im Gehirn empfunden werde, möchte sich durch folgende Betrachtung am besten schlichten lassen: jeder Theil kann für sich empfinden; aber soll das ganze Individuum eine solche örtliche Empfindung als die seine anerkennen, so muß sie in das Gehirn, als das Substrat des thierischen Selbstgefühls oder des Sensorium commune fortgeleitet, und von dort aus der Seele vorgestellt werden. Dieß geschieht aber nicht immer, wenigstens nicht vollständig, wie in schlafähnlichen

Zustän-

Zuständen; dann wird zwar örtlich empfunden, die Empfindung aber gar nicht oder unsicher als eine eigene vom empfindenden Individuum anerkannt. Daher dergleichen häufig Träume erregen, in welchen die selbsterfahrene Empfindung einem Dinge außer uns zugerechnet wird.

§. 268.

In der menschlichen Empfindlichkeit oder Sinnlichkeit überhaupt ist aber zu unterscheiden zwischen Gemeingefühl (nicht Selbstgefühl) oder Gemeinsinn oder Gemeinempfindung (Coenaesthesis) einerseits — und den einzelnen vorzugsweise sogenannten (äußeren) Sinnen. Die Gemeinempfindung liefert nämlich nur mehr allgemeinere, indifferentere und unmittelbarere Wahrnehmungen über die der physischen Organisation in ihren verschiedenen Theilen aus dem indifferentesten Wechselverhältniß, theils mit anderen Theilen desselben Organismus, theils mit anderen Organismen, theils mit den allgemeinsten kosmischen und tellurischen Einflüssen erwachsenden Zustände. — Die besonderen Sinne hingegen fassen bestimmtere Beziehungen der gesammten mehr natürlicher oder mehr künstlichen Außenwelt, und zwar zugleich auf vermitteltere Weise auf. — Die Gemeinempfindung ist als Wurzel und Indifferenz der Sinnlichkeit zu betrachten, die einzelnen Sinne als vereinzelte Individualisirungen und Differenzen derselben. Beide finden sich daher rücksichtlich des Vorherrschens dieser oder jener stets in umgekehrtem Verhältnisse.

Unvollkommnere Thiere empfinden stets allein oder vorzugsweise durch das Gemeingefühl; vollkommnere Thiere und Menschen wechseln in Zuständen, in denen bald das Gemeingefühl, bald die einzelnen äußeren Sinne vorherrschen, welche letztere bei ihnen überhaupt im Durchschnitt in der gesammten Sinnlichkeit mehr ausrichten.

§. 269.

In jedem einzelnen Sinne ist eine Grundfunktion der leiblichen Organisation in ihrer Innerlichkeit, als partielles Selbstgefühl dargestellt. Und auf diese Weise gehören wesentlich und innigst zusammen Verdauung und Geschmack, Athmung und Geruch — thierische Bewegung und Gehör, thierische Empfindung und Gesicht.

Das vorzugsweise sogenannte (körperliche) Gefühl (tactus), das in seiner individuellsten Aeußerungsweise Getast genannt wird, muß füglicher als bloße Theilerscheinung und Uebergangsform der Gemeinempfindung zu den einzelnen Sinnen, denn als fünfter besonderer Sinn, betrachtet werden.

Vergl. Wilbrand a. a. O. Kap. LV.

§. 270.

Jeder einzelner Sinn ist mittelst eines besonderen Apparates thätig. Zunächst in letzterem wird bei jeder solchen Sinneswahrnehmung als Produkt der Wechselwirkung mit gewissen Eigenschaften eines Gegenstandes ein eigenthümlicher Zustand erwirkt; dieser wird dann weiter von eigenthümlichen Sinnesnerven empfunden, und endlich erst wird diese Empfindung mittelst des Gehirns zur Anschauung (Vorstellung) in der Seele.

v. Eschenmayer unterscheidet ohne dringende Ursache zwischen Empfindung, als Endresultat der Thätigkeit der niedrigeren Sinne (Gefühl, Geschmack, Geruch), und zwischen Anschauung, als Endresultat der übrigen.

Fries: Psych. Anthrop. Bd. 1. §. 29.

Fr. Jos. W. Schröder: Physikal. Theorie der Empfindungen, Schmerzen und schmerzstillenden Mittel. Quedlinburg, 1764.

J. C. Reil: Coenaesthesis. Hal., 1794.

J. Elliot: Physiolog. Bemerk. über die Sinne, besonders über Gesicht und Gehör ꝛc., aus dem Engl. Leipzig, 1785.

A. J.

A. J. Dorsch: Theorie der äußern Sinnlichkeit. Mainz, 1789.

Casp. v. Zollikofer: Sens. extern. Hal., 1794.

A. E. Keßler: Ueber die Natur der Sinne. Jena, 1805.

J. G. Steinbuch: Beitrag zur Physiologie der Sinne. Nürnberg, 1811.

Vergl. Lenhossék a. a. O. Bd. 4. S. 219—288.

§. 271.

Das Gefühl, durch welches sich der Gemeinsinn aus dem Innern der Organisation nach der Außenwelt zu wenden, und letztere auf ganz indifferente Weise nach den einfachsten indifferentesten Beziehungen ihres Seyns zu gewahren anfängt, wird durch die ganze äußere Haut, in ihr selber aber besonders durch die Gefühlswärzchen oder Fühlkörner, welches in Knötchen anschwellende feine Nervendchen sind, ausgeübt. Letztere sind besonders an den Füßen, am vollkommensten aber an den Händen und Fingern entwickelt, und darum nimmt in diesen das indifferentere Gefühl die differentere Richtung an, in der es Getast genannt wird.

Lenhossék a. a. O. IV. S. 289—301.

Walsch: De cute et tactu. Edinb., 1784.

Beschränkteres Gefühl und häufig ganz fehlendes Getaste der behaarten, beschuppten, bestachelten u. s. w. Thiere. — Bei den Thieren gewonnen durch einen größeren oder kleineren Theil der äußeren Oberfläche, oder durch verschiedenartige Extremitäten, durch Lippen, Rüssel, Schweif — bei den Vögeln wahrscheinlich auch durch den Kamm — bei den Fischen durch eigene Tastfäden — bei den Mollusken durch die Tentakeln — bei den Insekten durch die Antennen — bis endlich bei den unvollkommensten Thieren nichts als indifferentes Gemeingefühl herrscht.

Lenhossék IV. §. 487.

§. 272.

Der Geschmack, als Sinn der Verdauung, wird haupt-

hauptsächlich durch die Zunge, und zwar durch ihre obere Fläche und die Ränder, zum Theil aber auch durch die übrige Mundhöhle gewonnen, wenn Speisen und Getränke in ihm verweilen. Feste Körper werden nur in so weit geschmeckt, als sie verflüssigt sind. Dadurch, daß das Getaste noch Flüssiges von Festem unterscheiden kann, wogegen alles durch den Geschmack zu empfindende bereits flüssig seyn oder gemacht werden muß, zeigt sich die nächste Verwandtschaft beider. Uebrigens häufen sich, ähnlich den Gefühlswärzchen, auch auf der Zunge Zweige vom dritten Ast des fünften Hirnnervenpaares in mancherlei Form von Geschmacks-Wärzchen an; und endlich verräth sich die nächste Verwandtschaft des Gefühls und des Geschmacks, und somit des letzten niederster Rang unter den besonderen Sinnen, auch dadurch, daß selbst noch in den Insekten Tast- und Schmeckorgan Eines sind (Freßspitzen, palpi). Desgleichen die zungenartigen Gebilde bei Würmern und Mollusken.

Sömmerring: Abbild. d. menschl. Org. des Geschmacks und der Stimme. Frankfurt, 1806.

Aug. Jac. Knoch: Neue Beiträge zur Insektenkunde. I. Göttingen, 1801.

§. 273.

Ein unorganischer Körper schmeckt im Allgemeinen um so mehr, aus je differenteren nächsten Bestandtheilen er besteht und je lockerer dieselben gemischt sind; je weniger dieß der Fall ist, desto indifferenter, fader, schmackloser sind sie dem Geschmacke. Wie es aber demnach eine quantitative Verschiedenheit der Geschmäcke gibt, so kommt durch veränderte stöchiometrische Verhältnisse und zugleich durch verschiedene Innigkeit der Mischung auch eine qualitative Verschiedenheit zu Stande. Die weitesten Gegensätze mögen durch sauer und alkalisch bezeichnet werden dürfen und untergeordnete Gegensätze, deren jeder selber

wieder

wieder mehrere Modifikationen hat, sind vielleicht süß und bitter, gesalzen und scharf u. s. w.

Was den Geschmack nach Grad und Art am besten zusagt, ist in der Regel auch der Verdauung am fähigsten, beides aus dem gleichen Grunde einer mäßig losen Mischung und somit leichteren Lösung der Stoffe.

§. 274.

Bei dem Genuß spirituöser und anderer flüchtiger Stoffe, oder bei den trinkbaren Flüssigkeiten innewohnenden Luftarten (z. B. kohlensaurer Luft) zeigt sich die nahe Verwandtschaft zwischen Geschmack und Geruch dadurch, daß wir zu gleicher Zeit schmecken und riechen; was zunächst durch die Nervenverbindung des fünften Hirnnervenpaars mit dem ersten, als dem eigentlichen Riechnerven, außerdem aber auch durch unmittelbare Communikation der Höhlen und Häute der Geschmacks- und Geruchswerkzeuge möglich wird.

Der menschliche Geschmack kann behufs des Vergnügens durch Essen und Trinken sehr und übertrieben ausgebildet oder verwöhnt werden.

P. Luchtmans: De saporib. et gustu. Lugd. B., 1758.

Die unvollkommensten Thiere mögen wohl nur ganz wenig mit der ganzen Körperoberfläche schmecken. — Selbst bei den Fischen kann bei der oft mit Zähnen besetzten Zunge wenig Geschmack obwalten. — Die höheren Thierklassen haben Zungen mit Geschmackswärzchen, schlucken aber häufig ihr Futter so rasch, daß der Geschmack nicht sehr bedeutend ausgebildet zu seyn scheint.

Cuvier: Vergl. Anat. II. 661 — 779. — Blumenbach: vergl. Anat. §. 228 — 239.

§. 275.

Werkzeug des Geruches, der wesentlich zur Athmung gehört, ist die Nase, besonders in ihren fein knöchernen

chernen größeren und kleineren vielgestaltigen Höhlen, die mit der sogenannten Schneider'schen Schleimhaut ausgekleidet sind, in der sich das erste Hirnnervenpaar, als eigentlicher Geruchsnerve, verzweigt. In diesen Höhlen wird aber nicht blos dadurch der Geruch vorzüglich gewonnen, daß das luftförmig riechende länger in ihnen verweilt und mehr Berührungspunkte findet; sondern auch dadurch, daß in ihnen, je tiefer die Schleimhaut, um so zarter wird und mit dem ersten Hirnnerverpaare um so inniger verschmolzen erscheint.

Sömmerring: Abbild. d. menschl. Org. des Geruchs. Frankfurt, 1809.

J. Fr. Blumenbach: De sinibus frontalibus. Goett., 1779.

Ant. Scarpa: Annot. anat. de org. olfactus praecip., deque nervis nasal. interioribus. Tic., 1785.

Conr. Vict. Schneider: De osse cribriformi et sensu ac organo odoratus. Viteb., 1655.

Desselben: Lib. de catarrhis. Ibid., 1664.

J. Loder: De tumore scirrhoso et organo olfactus. Jen., 1779.

§. 276.

Nur Luftartiges, Flüchtiges wird gerochen, und Substanzen werden nur in so fern und in so weit gerochen, als sie theilweise in Luftgestalt vorhanden oder in Verflüchtigung begriffen sind. Der nächste und allgemeinste Gegenstand des Geruches ist der verschiedene Zustand der atmosphärischen Luft, und was an den übrigen Körpern riecht, ist in verschiedenen Substanzen nach der eigenartigen Grundmischung auf eigenartig modifizirtes Brennbares, Hydrogen (nach Oken Schwefel), welches theils durch gröbere chemische Entmischung, theils durch bloße Wärme frei wird. Uebrigens sind die Gerüche zwar bei weitem manchfacher, als die Geschmäcke, zugleich aber entsprechend der Natur ihres Hauptgegenstandes, der stets beweglichen Luft, schwerer, als die Geschmäcke zu unter-

scheiden

scheiden und festzuhalten. Selbst das Angenehme und Unangenehme des Geruchs ist höchst relativ, je nachdem verschiedenen Lebenszustande und Athmungsbedürfnisse des Riechenden.

B. Prevost: Ueber die Ausflüsse riechender Körper und die Mittel, sie dem Gesichte bemerkbar zu machen (Gren's neues Journ. IV. St. 2. Nr. 11.).

Verschiedene riechende Stoffe können nach eingegangener chemischer Mischung im Produkte einen ganz neuen, eigenthümlichen Geruch bekommen.

§. 277.

Die Wirkungen des Tabakschnupfens, der Riechfläschchen und dergleichen bereits Uebliches mahnen an, die Cultur des Geruchs noch weiter zu vervollkommnen; so wie denn auch derselbe sowohl in Bezug auf ferne, als auf Schärfe der Unterscheidung gewiß noch sehr ausbildbar ist.

Bei den unvollkommneren (wirbellosen) Thieren, selbst den Würmern und Insekten, ist kein eigenes Riechorgan entdeckt, obwohl dieselben etwas dem Riechen Analoges verrathen, was sie aber nur durch den Gemeinsinn oder zugleich durch die Stigmaten, Palpen, Antennen ꝛc. zu gewinnen scheinen. — Manche Thiere höherer Klassen, die jedoch noch keine Lungen haben, haben zum Riechorgan eine Schleimhaut, die in riechende Luft oder riechendes Wasser gestreckt werden kann. — Bei den lungenbegabten Thieren liegen die Abweichungen in Umfang, Zahl und Form der Windungen der inneren Nase.

Lenhossék a. a. O. IV. S. 474—478.

§. 278.

Wenn das Getast hauptsächlich die starren Formen empfindet, der Geschmack Stoffe nur im Zustand der wässerigen Flüssigkeit schmeckt, der Geruch nur das, was von einem Stoffe sich eben verflüchtigt, riecht, so empfindet das Gehör schon die ganze, bereits mehr ideale Individualität der Dinge, sofern sie sich in reiner Bewegung ihrer

Atome

Atome gegen einander äußert. Wenn ferner der Geschmack mit der Verdauung, der Geruch mit der Athmung zusammengehört, und beide also, obwohl dem vegetativen Leben angehörend, doch zugleich, wie Athmung und Verdauung selber, im Gegensatze stehen: so hat das Gehör nächste und wesentlichste Beziehung zur thierischen Bewegung, und somit zu Muskeln und Knochen.

§. 279.

Daher ist auch am Gehörwerkzeuge, dem Ohre, alles vorzugsweise auf Bewegung gerichtet. Schon das äußere Ohr des Menschen bildet nicht blos durch seine knorplige Grundlage, sondern auch durch den Wechsel von Erhöhungen und Vertiefungen an ihm, eine vielfache Resonanz. Der von dem äußern Ohr ausgehende Gehörgang ist zu gleichem Zwecke theils knorplig, theils knöchern, nach innen aber durch das Paukenfell mit einem Nervenfaden als chorda tympani geschlossen.

§. 280.

Ausgezeichnet tritt diese Bedeutung des Ohres in der mittleren Höhle, der Pauke oder Paukenhöhle, mit den höchst feinen Muskeln und Bändern, durch welche feine Knöchlein, nämlich Hammer, Ambos und Steigbügel befestigt und bewegt werden, und aus der die ebenfalls theils knorplige, theils knöcherne Eustachische Röhre in die Mundhöhle führt. Analog, aber nur noch komplicirter, ist der innerste Theil des Ohres, das Labyrinth, das durch die beiden sogenannten Fenster, das runde und das ovale mit dem mittleren zusammenhängt, selber aber aus dem mit zwei Wasser- (Dunst-) Säckchen versehenen Vorhof, den ebenfalls einen wässerigen dunstenthaltenden drei Halbbogengängen, die sich fünffach in den Vorhof öffnen, und aus der gleichfalls einen feinen dunstenthaltenden Schnecke mit ihren dritthalb Windungen besteht. Mit dem Vorhof der Schnecke stehen noch zwei häutige Wasserableitungen in Verbindung.

Ant. Scarpa: Anat. disquis. de auditu et olfactu. Tic., 1789.

Sömmerring: Abbild. d. menschl. Hörorg. Frkf., 1806.

Scarpa: De struct. fenestrae rotund. aur. et de tympano secundar. Mut., 1772.

C. F. C. Wildberg: Abhandl. über die Gehörwerkzeuge des Menschen. Jena, 1795.

Dom. Cotunni: De aquaeduct. aur. hum. intern. Neap., 1761.

Ph. Fr. Meckel: De labyrinthi aur. contentis. Argent., 1777.

§. 281.

Aus der einfachsten Betrachtung des Gehörapparats geht hervor, daß die Verrichtung des Hörens vorzugsweise durch Bewegung ausgeübt werde. Die Bewegung beim Hören steht aber mit der gesammten übrigen willkührlichen Bewegung im Gegensatze, so fern diese, vorzugsweise centrifugal, jene vorzugsweise centripetal ist. Daß nämlich das äußere Ohr aufnehmend ist, zeigt sein Bau deutlich; daß aber auch die Bewegung der Paukengebilde vorherrschend nach innen gehe, geht aus dem anatomischen Verhältnisse der Knöchelchen und der Richtung der Muskeln klar hervor. — Die Bewegung, mittelst der atmosphärischen Luft dem Dunste in dem Labyrinthe mitgetheilt und von der ganzen Einrichtung des Felsenbeins unterstützt, endigt zuletzt in der die Schnecke auskleidenden häutigen Verfließung des Hörnerven, des achten Hirnnervenpaars.

Autenrieth und Körner: Beobacht. über die Funkt. einzelner Theile des Gehörs (Reil's Arch. IX. 313 — 376.).

§. 282.

Das die organische Bewegung des inneren Ohres, die übrigens auch der Willkühr einigermaßen zugänglich ist, veranlassende ist gewöhnliche eigenartig bewegte atmosphä-

rische

rische Luft, obwohl es auch, jedoch mit minderer Wirksamkeit dichtere Flüssigkeiten seyn können. Diese eigenartigen Bewegungen der Luft rühren weiter von innerlicher Bewegung eines erschütterten Körpers her, die vom Gehörsinn als Schall, Klang, Ton, Stimme, Sprache vernommen wird.

§. 283.

Diese aus dem Innern der Körper hervorgehenden und durch ein leichteres Medium zum Ohre sich fortpflanzenden Schall, Ton u. s. w. sind mehr äußerlich dadurch verschieden, daß sie bei verschiedenen Körpern und bei verschiedenen Arten, diese in innerliche Bewegung zu setzen (sie zu erschüttern), was bei unorganischen Massen ihren Atomen von außen, bei vollkommneren lebendigen Organismen aber eigenen (Stimm-) Werkzeugen von innen her gilt verschiedene Gestalten (Klangfiguren) haben — mehr innerlich aber dadurch, daß diese Schallgestalten selber, wie die Atome verschiedener Massen und die Stimmwerkzeuge verschiedener organischer Wesen verschiedene innere Bedeutung, verschiedenen Charakter haben. Immer aber wird dem menschlichen Geiste durch Schall, Klang, Ton, Stimme und Sprache das besonderste, individuellste Bestehen der Dinge ihrem innersten Wesen nach kund.

E. Fl. Fr. Chladni: Entdeckungen über die Theorie des Klanges. Leipzig, 1787.
Desselben Akustik. Leipzig, 1802.
Wilbrand a. a. O. Kap. LX.

§. 284.

Die Tongestalt (Ein- und Ganzheit der Schallstrahlen) wird im allmähligen Fortwalten in der atmosphärischen Luft durch fortgesetzt zunehmende Ausdehnung immer ätherischer (zerstreut), und afficirt das Ohr immer weniger, bis gar nicht mehr. Es gehört also zur erfolgreichen Wechselwirkung zwischen Ohr und Schallendem eine

eine relativ bestimmte Entfernung, in deren diesseitigem Grenzpunkte die Schallgestalt, bei dem lebendigen Aufnahmsbestreben des Ohres, sich wieder zu verkleinern und somit zu verdichten scheint.

§. 285.

Höhe und Tiefe des Schalls von unorganischen Massen oder überhaupt vorzugsweise mechanisch erschütterter Körper hängt von der größeren oder kleineren Menge der Schwingungen innerhalb derselben Zeit und diese wieder von dem verschiedenen Grade der Heftigkeit der Erschütterung ab. Zwei und dreißig Schwingungen in einer Secunde geben den tiefsten Ton für das menschliche Gehör. Diese Geschwindigkeit kann sich ungefähr neunmal verdoppeln; wodurch eben so viele Oktaven gebildet werden. Mehr Schwingungen geben vom menschlichen Ohr unvernehmbar hohe Töne. — Innerhalb dieser Grenzen bildet die menschliche Musik durch verschiedene Verbindungen der Töne nach bestimmten Gesetzen des Taktes, der Consonanzen und Dissonanzen, Akkorde u. s. w. Harmonie, Melodie, Tonkunstwerke.

Fries: Psychol. Anthropol. Bd. 1. S. 132 — 136.

Leonh. Euler: Tentamen novae theoriae musices. Petrop., 1759.

Chr. Len. Wünch: Mitia nov. doctr. de natura soni. Lips., 1776.

Fr. L. Kreyssig: Aristotelis de son. et voc. hum. nat. et ort. theoria, c. recent. decretis compar. Lips., 1793.

Fr. Hildebrandt: Naturlehre. Erlangen, 1807. Bd. 2. Kap. XII.

§. 286.

Unsere Sprache benennt eine Menge eigenthümlicher Schallweisen, die sich, wie aus ihrer Indifferenz, aus bloßem Geräusch entwickeln, nicht blos nach einzelnen musikalischen Instrumenten, sondern auch außerdem, wie durch Knarren, Knallen, Prasseln, Knistern u. s. f. — In der Stimme und Sprache der Thiere und Menschen spiegeln sich die individuellsten und momentansten Zustände des Seelenlebens ab, und werden vom menschlichen Hörorgane empfunden.

§. 287.

Was die einzelnen Gehörwerkzeuge dabei thun, und wie genau ihre äußerlichen und innerlichen Bewegungen jede Tongestalt in sich nachbilden und fortpflanzen, ist noch wenig bekannt. Im Allgemeinen muß wohl angenommen werden: das innere Ohr bildet jede vernehmbare Tongestalt im Differentiale nach, das erst durch eigentliche Seelenoperationen wieder integrirt wird. — Uebrigens hören sich durch die Eustachischen Röhren Menschen und Thiere selber. Die halbzirkelförmigen Kanäle mögen den in verschiedenen Richtungen kommenden Schall einzeln aufzunehmen bestimmt seyn, im Dunst des Labyrinths mag die äußerliche Bewegung eine innerliche werden; endlich führen die Cotunnischen Wasserleitungen den zu Wasser konsolidirten Dunst aus dem Ohre ab.

Ein vergleichender Ueberblick der Gehörwerkzeuge in der Thierreihe lehrt:

Eigentlich äußeres Ohr haben nur die Säugethiere, selbst diese nicht durchgängig. — Dieß ist im Allgemeinen bei den Thieren beweglicher, als beim Menschen, stimmt aber nach Größe, Schlaffheit oder Straffheit, Hauptrichtung nach vorwärts oder rückwärts u. dergl. genau mit Temperament und Lebensart überein. — Bei den Thieren stehen, in Uebereinstimmung mit der Größe der Kiefer, beide Ohren durchaus enger beisammen, und mehr noch oben am Kopfe, als bei den Menschen. — Schon bei den Reptilien fehlt selbst der äußere Gehörgang.

Die Pauke ist schon bei manchen Säugethieren dadurch sehr abweichend, daß häufig die Gehörknöchelchen fehlen und dagegen die Höhle mit unter sich

kommu-

kommunizirenden Knochenzellen ausgefüllt ist. — Die Bewegung wird aus einer gelenkigen äußeren blos eine innere Erschütterung. — Bei den Crustaceen führt auch die Eustachische Röhre in die Nase. — Die Vögel haben nur einen Gehörknochen der Pauke. — Bei den Reptilien kommen viele Abweichungen rücksichtlich der Paukenhöhle vor. — Bei den Fischen ist sie nur noch karg angedeutet.

Das Labyrinth findet sich im Thierreiche am ausgebreitetsten, wodurch es sich als wesentlichster Theil des Gehörs zeigt.

A. Comparetti: Observ. anat. de aure intern. compar. Patav., 1789.
Cuvier vergl. Anat. II.

§. 288.

Als höchsten Sinn beweist sich das Gesicht schon allein dadurch, daß es uns die Individualität der Dinge in ihrer Wechselbeziehung zum Höchsten und Allgemeinsten in der psychischen Natur, zum Lichte wahrnehmen macht. Es spricht für den höchsten Rang desselben aber auch seine höchste, es dem großen Gehirne am nächsten rückende Stellung, und, selbst mit dem Gehör verglichen, die viel individuellere, fast ganz kuglicht in sich geschlossene Bildung seines Organs, mit dem es freier und selbstständiger nach außen hervortritt, so wie denn auch beim Auge der der äußerlichen Bewegung dienende Nerven- und Muskelapparat nur als untergeordnetes Hülfsmittel zur Hauptverrichtung erscheint, wogegen die eigentliche Gehörsverrichtung selber durch solche äußerliche Bewegung vollzogen wird.

§. 289.

Zugleich stehen aber dennoch Gehör und Gesicht, wie sie einestheils beide zugleich dem animalischen Leben angehören, und einander unter- und übergeordnet sind, unter sich selber in einem Gegensatz, sofern das Sehen bei weitem vorherrschend durch innere unerklärliche Metamorphose des Sehorgans geschieht, welche im Sinnnerven aufgenommen die Empfindung unmittelbar gibt, wogegen das Hören vorzugsweise durch äußere Knochen- und Muskelbewegung geschieht. Außerdem bewährt sich der Gegensatz des Gesichtes gegen das Gehör dadurch, daß das erstere eine individuellere Wiederholung des Empfindungs- oder Nervenlebens überhaupt ist. Wie aber das Gehör, obwohl im Allgemeinen die gesammte willkührliche Bewegung, individuell wiederholend, dennoch zugleich auch im Gegensatz steht zur übrigen willkührlichen Bewegung, so auch das Sehen zur Empfindung überhaupt, so fern sich letztere mehr centripetal, ersteres mehr centrifugal verhält, wie man nämlich mehr in sich hereinhört, so sieht man dagegen mehr auch sich hinaus.

Oken: Naturphilos. §. 2794 ꝛc.

§. 290.

Wie die Nervensubstanz in der Empfindung alles Leibliche (gewissermaßen ideal) im Differentiale in sich wiederholt, so erscheint das Gesicht auch durch seine nahe Beziehung zum Getaste als höhere Indifferenz aller Sinnlichkeit, dem Gemeinsinn gegenüberstehend. Darum ersetzt auch das Gesicht andere Sinne leichter, als umgekehrt, so wie überhaupt der Wirkungskreis des Gesichts fast ein unermeßlicher ist; indeß die übrigen Sinne bei weitem beschränkter, die unteren, das Gehör ausgenommen, gar unmittelbare Berührung mit den wahrzunehmenden Eigenschaften verlangen.

Von daher möchte zunächst der Erklärungsgrund zu erholen seyn, warum Somnambule viele sonst andern Sinnen zugehörende Empfindungen durch Sehen bezeichnen.

§. 291.

Von Seite der Außenwelt machen das Sehen möglich die Farben. Diese sind aber Produkte der Wechselwirkung der Körper mit dem Lichte, welches letztere die starre Verschlossenheit der Dinge fortwährend aufzuschließen strebt. Die Farben, die sich aus einer Indifferenz, dem Grauen, nebst den Extremen von Weiß und Schwarz, in Blau, Roth und Gelb aufschließen, weiter aber manchfaltige Zwischenstufen und Combinationen eingehen, bilden die Grenzen und Gestalten der Körper, so daß man eben so gut von Licht oder Farbenkörper, als von Schallkörper, sprechen kann.

Göthe: Farbenlehre. 2 Bde.

Steffens: Ueber die Bedeutung der Farben ꝛc.

Wunsch: Versuche und Beobachtungen über die Farben des Lichts.

Hildebrandt: Anfangsgründe der Physik. Bd. 2. Kap. X.

§. 292.

Diese Farben- oder Lichtkörper genannten lebendigen Rückstrahlungen des Lichts von den Körpern, Bilder derselben, werden ebenfalls durch die atmosphärische Luft fortgepflanzt und gehen ebenfalls bei relativ bestimmten Entfernungen, denen sich das Auge selbst durch seine Muskulatur einigermaßen anbequemen kann, eine eigenartige Wechselwirkung mit dem Auge ein, dessen Resultat die Anschauung der Gestalt des rückstrahlenden Körpers ist, die aber durch das Auge ebenfalls nur im Differentiale gewonnen wird, das erst von der Seele aus integrirt werden muß.

Henr. Pemberton: De facult. oculi, qua ad diversas rerum conspect. distantias se accomodat. Lugd. B., 1719.

§. 293.

Seiner Bestimmung entsprechend besteht das Auge besonders von vorne herein aus Massen, welche die Lichtnatur bis auf einen hohen Grad in sich selber tragen, und daher durchsichtig heißen; so wie denn das Auge seine

Licht-

Lichtnatur noch vielmehr durch selbsterzeugtes Licht bewährt. Der in der Luft bis auf eine gewisse Weite höchst schnell fortgepflanzte und allmählig zerstreute Abglanz der Körper, die mit dem Lichte in Wechselwirkung stehen, trifft das menschliche Auge um so lebhafter, je mehr des letzteren Thätigkeit willkührlich auf denselben gerichtet ist, und dringt daher theils, theils wird er aufgenommen durch und in die Hornhaut; wird aber dabei vor allem wegen des Ueberganges in ein dichteres Medium concentrirter.

§. 294.

Im Fortgange von dem Mittelpunkte der Hornhaut in die wässerige Feuchtigkeit in der vordern Augenkammer wird das Bild zwar wieder etwas zerstreut und von der Sehaxe abwärts gebrochen, allein es geschieht dieß wohl darum, damit dasselbe im verzögerten und mehr Berührungspunkte gewinnenden Durchgange mehr und mehr Spuren seiner Wechselwirkung im Auge lasse. Zudem wird es durch die bewegliche Regenbogenhaut vom Neuen concentrirt und nicht zu ihm gehöriges Licht zurückgestoßen.

§. 295.

Weiter kommt nun, besonders mit Hülfe der schwarzen hinteren Fläche der Iris (Traubenhaut) das Bild in das hintere Auge, wo es in die dichtere Masse der Krystallinse übergehend, wieder aufwärts über die Sehaxe hinaus gebrochen wird. Von hier aus durch den Glaskörper fortgepflanzt, dessen im Vergleich zur Linse wieder flüssigere Substanz das Bild in die Sehaxe einlenkt, gelangt es endlich, oder vielmehr der eigenartige innere Vorgang in den einzelnen Theilen des Auges, der aus dieser eigenartigen lebendigen Wechselwirkung, mit äußeren Körpern hervorging, zu der häutigen Verfließung

fließung des Sehnerven oder des zweiten Hirnnervenpaars auf die Netzhaut (retina), in der durch das gelbe Fleckchen bezeichneten Axe des Auges an, und vollendet die Sehempfindung.

Pet. Camper: De visu. Lugd. B., 1746.
H. W. M. Olbers: De oculi mutationibus internis. Goett., 1780.
Porterfield: On the eyes, the manner and phenomena of vision. Edinb., 1750. I. II.
Joh. Gottfr. Zinn: Descriptio anat. oculi hum. ed. Wrisberg. Goett., 1780.
Sömmerring: Abbild. d. menschl. Auges. Frkft., 1801.

§. 296.

Wie das Organ des Gehörs durch das sogenannte Ohrenschmalz, so zeigt sich noch vielmehr das Auge auch dadurch als bedeutend selbstständiger Organismus im Organismus, daß es nicht blos ebenfalls sein eigenes, sondern sogar zweierlei, relativ festeres und relativ flüssigeres Exkrement hat. Ersteres ist die talgartig = ölige Masse der Meibom'schen Drüßen und der sogenannten Thränenkarunkel, letzteres die theils von der Thränendrüße, theils von der ganzen Oberfläche abgesonderte, den Augapfel stets badende, salzige Flüssigkeit, die Thränen, die allmählig von den Thränenpunkten aufgenommen durch die Thränenkanäle und den Thränensack in die Nase abgeführt werden.

Die Thränen bewirken, beim eigentlichen Weinen vergossen, die subtilste Läuterung und Entschlackung des leiblichen Lebens, daher die wohlthätige Nachwirkung des Weinens.

J. Chr. Rosenmüller: Organorum lacrymal. partiumque extern. ocul. hum. descript. anat. Lips., 1797.

Bei den Thieren finden sich rücksichtlich des Auges und Sehens, im Vergleich mit dem Menschen, folgende Hauptabweichungen:

Die

Die vollkommeneren Landthiere haben unter andern auch rücksichtlich der Wölbung der Cornea den menschlichen sehr nahe kommende Augen; bei den Wasserthieren sind die Augen nach vorn und außen flacher; bei den Vögeln konvexer, beides übereinstimmend mit den Medien, in welchen sie leben.

Die Linse ist bei Wasserthieren sehr konvex, bei den Vögeln aber noch flacher, als beim Menschen.

Alle warmblütige Thiere und außerdem selbst noch viele Mollusken haben zwei in Augenhöhlen bewegliche Augen, ziemlich ähnlich den menschlichen — aber schon manchen Mollusken (den Acephalis) fehlen die Augen ganz, bei vielen andern sind sie innigst mit dem Tastorgan, beweglichen Tentakeln, auf denen sie vorne aufsitzen, verbunden.

Die Insekten haben einfache und zusammengesetzte augenähnliche Gebilde, mit denen sie aber nicht besonders gut zu sehen scheinen.

Je weiter abwärts in der Thierreihe, desto mehr treten übrigens die Augen an beide Seiten des Kopfes auseinander. — Auffallende Abweichungen rücksichtlich des Standes der Augen finden sich bei einigen Fischarten.

C. H. T. Schreger: Vergleichende Ansicht der Augen durch alle Thierklassen (Abhandl. der physikal. med. Soc. in Erlangen, Bd. 1. XXI.).

b.

Willkührliche Bewegung.

§. 297.

Alle Bewegung, welche jede Verrichtung im lebendigen Körper begleitet, wird im Allgemeinen durch Fleisch ausgeführt; die willkührliche insbesondere durch zu den eigentlichen Muskeln individualisirtes Fleisch. Die eigenthümliche Lebendigkeit der Muskeln, verschieden von bloßer unorganischer Elasticität, äußert sich im Wechsel von Verkürzung und Verlängerung, Zusammenziehung und Ausdehnung

dehnung ihrer Masse, Knochen und Gelenke verhalten sich dabei mehr passiv und mechanisch; die Nerven aber, besonders die mit dem Rückenmarke in unmittelbarer Verbindung stehenden erregend, unterhaltend und leitend.

§. 298.

Dieses Zusammenziehen und Ausdehnen der allenthalben aus Längenfasern bestehenden Muskeln kann dem innersten Wesen nach nicht aus mechanischen Ursachen erklärt werden, wie aus spiralförmigen Windungen der Fasern, Blutvölle oder Leere, Anschwellung durch Entwicklung von Blutdunst u. s. w.; obwohl alle diese Momente äußerlich mit vorhanden seyn mögen. Das eigenthümliche Leben des Fleisches, wodurch es sich von den andern Elementen wesentlichst unterscheidet, ist eben nach den Elementen aller Bewegung abwechselndes Concentriren und Relaxiren seiner Masse. Die Wechselwirkung zwischen Muskeln und Nerven bei willkührlichen Bewegungen mag wohl durch mechanisch unsperrbares und unwegbares von beiden Seiten geschehen, und jene selber mögen sich außerdem auf organisch analoge Weise, wie Kupfer und Zink in der galvanischen Säule verhalten.

J. Alph. Borelli: De motu animal. Rom, 1680. I. II.
Thom. Smith: Diss. de motu muscul. Edinb., 1767.
Prochaska: De carne muscul. tract. anat. physiol. Vien., 1778.
E. Home: Vorles. über die Muskelbeweg. (Reils Arch. II. 87. rc.).
Jac. Barzelloti: Prüf. einiger neuer Theor. über die nächste Ursache der Muskelzusammenzieh. Aus dem Italienischen von A. F. Nolde (Reil's Arch. VI. 168 rc.).
J. L. Cautier: De irritabilitatis notione, natura et morbis. Hal., 1793.
Al. v. Humboldt: Vers. über die gereizte Muskel- und Nervenfaser. 1797.

P. J.

P. J. Barthez: Essay d'une nouvelle mécanique des mouvements etc. Paris, 1781. Deutsch von K. Sprengel. Halle, 1800.
Haller: Elem. physiol. IV. Lib. XI.
Lenhossék: Physiol. med. IV. Sect. I.

§. 299.

Im Allgemeinen geschehen die Bewegungen der Muskeln mit um so größerer Schnelligkeit, je mehr sie der Willkühr unterthan sind. Manche Muskeln, z. B. die **musculi styloglossi**, sollen bei gehöriger Uebung in einer Minute gegen 30,000 Zusammenziehungen ausführen können. Auch die Kraft oder Stärke der einzelnen Bewegungen ist in den verschiedenen Muskeln und in denselben unter verschiedenen Zuständen sehr verschieden. Doch ersetzen möglicher Weise z. B. selbst die Kaumuskeln, etwa beim Zerbeißen harter Kerne, eine Last von 200 bis 300 Pfund.

Schnelligkeit und Kraft der Bewegungen nehmen im Allgemeinen durch die ganze Thierreihe im geraden Verhältnisse mit vorherrschendem Athmen zu.
Physische Gewalt der Imponderabilien, Gasarten.

§. 300.

Außerdem unterscheidet man in verschiedenen Theilen des Körpers einestheils Zusammenstimmung (synergia), mehrerer Muskeln zu bestimmten Bewegungen, anderntheils Entgegensetzung, Widerstreit derselben (antagonismus), die durch den ganzen Körper statt findet zwischen Extensoren und Contraktoren.

§. 301.

Unter den unzähligen willkührlichen Bewegungen des menschlichen Körpers sind folgende die häufigsten:

1) Auf-

1) Aufrechtstehen. Dieses wird dem Menschen vor den meisten Thieren möglich durch die platte lange Fußform, mit den vielfachen Gelenken und kräftigen Zehen, durch das vorzüglich breite Becken, durch welches gerade der Schwerpunkt des ganzen Körpers fällt, durch die vierfach entgegengesetzte Biegung des Rückgrats, übrigens durch jeweilige allgemein überwiegende Thätigkeit der Extensoren.

Das Stehen geschieht um so fester und sicherer, je genauer die Axe des Schwerpunkts des ganzen Körpers in die Mitte der von den Füßen beschriebenen Fläche einfällt, je größer ferner bis auf einen gewissen Grad die von den Füßen beschriebenen Fläche ist, und je näher endlich der von den Füßen gegen einander beschriebene Winkel 38 Graden kommt.

Unterschiede des Stehens bei den vierfüßigen Thieren — bei den Vögeln Uebergewicht nach vorn, verschiedener Bau der Beine und Füße, Unterstützung des Stehens durch Hals, Schweif u. s. w.

§. 302.

2) Sitzen und Liegen. Bei ersterem ruht das Gewicht des Leibes auf den Sitzbeinen und den musculis glutaeis, wobei einige Muskeln des Beckens und des höhern Rumpfs noch einige aufrechte Stellung unterhalten; indeß die übrigen Muskeln, besonders die Extensoren abgespannt ruhen. Es kommen ihrer immer mehr in Ruhe, je mehr das Sitzen durch Lehnen in das Liegen übergeht, während welches letzteren nur noch einzelne Muskeln fast blos mechanisch von dem Gewichte des Körpers in Anspruch genommen werden.

Unterschiede bei den Thieren.

§. 303.

3) Gehen. Der Schwerpunkt des ganzen Körpers wird

wird fortwährend von einem Beine auf das wechselsweise vorwärtsgesetzte andere verlegt: dabei wird der Rumpf von seinen Muskeln je erst aufwärts gezogen, dann nach der einen Seite gerückt, und zugleich vorwärts gebeugt, wobei zu gleicher Zeit die an beiden Seiten gerade herabhängenden oberen Extremitäten gelind in der Luft rudern. Modifikationen des Gehens werden besonders dadurch erwirkt, daß es bald auf einer Ebene, bald auf=, bald abwärts geschieht.

Gang der vierfüßigen Thiere. — Vielfüßiges Kriechen — ringelndes oder schnellendes Schleichen — Schwimmen — Fliegen u. s. w.

§. 304.

4) Springen besteht in einem von sämmtlichen willkührlichen Muskeln ausgeführten Schnellen des ganzen Körpers mehr in perpendikularer oder in horizontaler Richtung, was durch eine auf kräftige Zusammenziehung aller Muskeln plötzlich erfolgende Ausdehnung mit einer gemeinsamen Richtung derselben erwirkt wird.

Heuschrecken springen wohl 200 mal so hoch, als sie selbst groß sind (**Sprengel**: Instit. physiol. II. 172.).

§. 305.

5) Laufen ist eine aus schnellem Gehen und mäßigem Springen zusammengesetzte Bewegung.

6) Für eine unbenehmbare Ausbildungsfähigkeit der mannichfaltigsten Bewegungen des menschlichen Leibes überhaupt, und seiner einzelnen Theile insbesondere, sprechen vielfache, theils seltnere, theils allgemeinere Uebungen und Fertigkeiten, wie sämmtliche gymnastische Uebungen, Tanzen, Ringen, die ganze Mimik u. s. w. Besonders wichtig und erfolgreich sind die Bewegungen der obern Extremitäten und an diesen der Finger.

§. 306.

Eine ganz besondere Betrachtung verlangen noch die durch einen eigenthümlichen Bewegungsapparat möglich werdende Stimme und Sprache. Diese werden durch den Kehlkopf, den obersten in den Rachen geöffneten Theil der Luftröhre ausgeführt, können aber keineswegs durch eine bloße mechanische Wechselwirkung respirirter Luft mit den verschiedenen Knorpeln, Bändern, Häuten und Muskeln, aus welchen dieses Gebilde besteht, erklärt werden. Dasselbe ist übrigens, vermöge seines eigenthümlichen Nervenapparats, der Willkühr eben sowohl zugänglich, als es ohne dieselbe in Thätigkeit gesetzt wird. Wie sehr die Stimme von der eigenthümlichen organischen Belebtheit dieser Theile abhänge, erhellt aus der großen Verschiedenheit derselben bei verschiedenen Thieren und selbst bei einzelnen menschlichen Individuen, bei äußerlich höchst ähnlichem Bau des Kehlkopfes.

Nur Thiere die durch Lungen athmen, also Säugthiere, Vögel und Reptilien, haben einen Kehlkopf und eigentliche Stimme. — Andre Thiere, besonders die Insekten, geben eine Art Stimme mittelst Bewegungen mit anderen äußerlichen Theilen auf mehr mechanische Weise von sich — die Vögel haben meistens einen doppelten Kehlkopf, und der unten an der Spaltung der Luftröhre in die Brochien liegende, scheint das eigentliche Stimmorgan der Vögel zu seyn.

Sömmerring: Abbild. der menschl. Organe des Geschmacks und der Stimme. Frankfurt, 1806.

Ballanti: De quorumdam animal. org. vocis (Comment. acad. Bonon. VI.).

Cuvier: Vergl. Anat. IV.

§. 307.

Noch steht mit dem Kehlkopfe in nächster Gemeinschaft die ihn nach vorn umlagernde Schilddrüße. Diese gehört auch gewissermaßen zu jenen in späterer Lebenszeit neben

thätigen

thätigen männlichen Organen für bestimmte Verrichtungen den weiblichen Gegensatz mehr nur noch repräsentirenden Gebilden; ist auch, wie diese im Fötus relativ größer und saftiger, als später, und hat ebenfalls, wie diese, je in Bezug auf ihre männlichen Organe, keinen deutlichen Zusammenhang mit dem Kehlkopfe. Doch besteht ihre Grundbedeutung im späteren Leben wahrscheinlich nicht sowohl einzig darin, daß sie als Absonderungsorgan die Höhle des Kehlkopfs schlüpfrig erhalte*) oder gar in einer den Kehlkopf gar nicht unmittelbar angehenden Beziehung stehe**); sondern darin, daß sie beim willkührlichen und zufälligen Nichtgebrauch des Hauptstimm- und Sprachwerkzeugs, das zu seiner vollen Belebung und Unterhaltung erforderliche Blut theilweise aufbewahre, und zum Theil wirklich in sich einbilde, so wie umgekehrt bei willkührlich eingegangenem, häufigem Gebrauche des Kehlkopfs der Thätigkeit entsprechend, den nöthigen Vorrath für die Metamorphose in demselben liefere. Daher auch die Singvögel eine besonders große Schilddrüße haben***), und wegen geringen Gebrauchs der Sprache und Stimme die Cretinen kropfig seyn möchten.

*) Schmidtmüller: Ueber die Ausführungsgänge der Schilddrüße. Landshut, 1804. — Uttini in den Comment. Bonon. VII.

**) Sömmerring: In den Noten zu Haller's Grundr. der Physiol. I. 230. — G. B. Schreger: Fragment. anat. et physiol Fasc. I. p. 16.).

***) Cuvier: Vergl. Anat. IV. 382.

Mit der im §. angeführten Ansicht leicht zu vereinigen ist die von Hecker in dem Buche: Ueber die Verricht. der kleinsten Schlagadern rc. Erfurt, 1790 geäußerte.

Unter den Thieren haben nur noch die Säugthiere eine Schilddrüße.

§. 308.

§. 308.

Die Stimme, deren Elemente Töne sind, wird regelmäßig durch eigenartiges mit Willkühr zu leitendes Ausstoßen der Luft durch die Stimmritze mit vorzüglichem Beiwirken des Gaumens gebildet. Doch ist ausnahmsweise auch Stimmgeben durch Einathmen möglich (Bauchredner). Die Stärke oder Schwäche der Stimme hängt zugleich von der Menge der ausgeathmeten Luft, von der Schnelligkeit des Ausathmens, von dem mehr oder weniger engen Schluß der Stimmritze, von der Weite und Stärke des Kehlkopfs und der mehr oder minder kräftigen Beweglichkeit seiner Theile ab.

Lenhossék a. a. O. IV. §. 434.

§. 309.

Die Höhe und Tiefe der Stimme, durch deren Umfang die menschliche Stimme alle Thierstimmen übertrifft, hängt ab von dem höheren oder tieferen Stand des Kehlkopfs (1/2 Zoll soll eine Oktav Unterschied machen),*) von der Verengerung oder Erweiterung der Stimmritze und der verschiedenen Weite des Kehlkopfs, vom Spannungsgrade seiner Bänder, von der Schnelligkeit des Luftstroms, der abzuändernden Gestalt des Kehldeckels**), von den verschiedenen Stellungen des Gaumens, der Kiefer, der Lippen u. s. w.

§. 310.

Außerdem kommen noch einige specifische Abweichungen der menschlichen Stimme vor, von denen Pfeifen, das durch eine eigene Gruppirung der Zunge, Zähne, Lippen und

*) Lenhossék: IV. §. 435.

**) Meyer: In d. Salzb. med. chirurg. Zeit. 1804. III. und 1815. I. — Magendie: Mémoire sur l'usage de l'epiglotte dans la degluririon etc. Paris, 1813.

und des Gaumens hervorgebracht wird, Summen durch die Zähne, Schnalzen mit der Zunge, Gurgeln mit dem Gaumensegel, Schnarchen u. s. w., vor allem aber der Gesang zu bemerken ist. Letzterer besteht in einem innerhalb gewisser gesetzlicher Grenzen sich haltenden Wechsel von schnellen und langsamen, starken und schwachen, hohen und tiefen Tönen. Und in ihm verrathen sich die mannichfaltigsten Gemüthsstimmungen.

Haller: Elem. phys. III.

J. A. Runge: De voce ejusque organis. Lugd. Bat., 1753.

Montagnat: Eclaircissements sur la découverte, que Ferrein a faite du mécanisme de la voix de l'homme. Paris, 1746.

Bellen, Brummen, Brüllen, Pfeifen, als dem menschlichen Pfeifen Aehnliches oder als Gesang der Vögel, Girren, Quaqen, Knurren, Zirpen u. s. w. der verschiedenen Thiere. — Nachahmen der menschlichen Stimme von Thieren und umgekehrt.

Gottfr. Im. Wenzel: Neue auf Erfahrung gegründete Entdeckung über die Sprache der Thiere. Wien, 1800.

§. 311.

Organisch nach bestimmten Gesetzen und mit bestimmter Bedeutung gegliederte Töne heißen Worte, und diese sind zunächst aus Silben, diese abermals aus einzelnen Lauten gebildet, und die Worte, selber wieder zur eigentlichen Rede mit einander verbunden, geben die Sprache. Allein dem Menschen kommt eine solche Sprache zu, die mit jedem genau organisirten Laute einen ganz bestimmten Sinn aussprechen läßt, indeß die Thiere durch wenigere, rohere, weniger sicher bedeutende Laute, oder gar nur durch stumme Bewegungen einiges ausdrücken. Wie sich aber

aber das ganze Menschengeschlecht in Raçen, Völkerschaften u. s. w. von Natur aus getheilt findet, so gibt es auch einzelne Sprachen, Dialekte u. s. w., die in den wesentlichsten Stücken sich stets verwandt, aber im Betreff des mehr Zufälligen im Leben der Völker ziemlich willkührlich abweichend erscheinen.

§. 312.

In jedem Volke u. s. w. entwickelt sich aber das innerste Wesen der Sprache, in fester Organisation instinktmäßig, und nur zum geringeren Theil durch reflektirende Beobachtung, Nachahmung und willkührliche Annahme. Darum verräth je die Sprache den Geist und Charakter eines einzelnen Volkes so genau, und kann demselben ohne starke Beeinträchtigung seiner Volkseigenthümlichkeit nicht genommen werden.

Treffender Unterschied zwischen lebendigen und todten Sprachen.

§. 313.

Je jünger übrigens ein Volk, desto sinnlicher, bildlicher ist seine Sprache. Dieß gilt auch von der Sprache überhaupt, in Bezug auf die ganze Menschheit. Jüngere und südlichere Völker haben in ihren Sprachen zugleich viele weniger scharf begrenzte Laute (Selbstlauter, Vokale); reifere und nördlichere, im Gegentheil mehr Mitlauter (Consonanten). Diejenigen Sprachen, welche sich als die ältesten bewähren und sich am längsten in der Geschichte erhalten haben, haben unter sonst gleichen Umständen um so allgemeineren Charakter, um so vielfachere Verwandschaft mit anderen, um so treffendere Bezeichnungen, weil sie in der noch weniger vielfach getrennten, und somit vereinseitigten, mehr noch im Instinkt, als mit Willkühr lebenden Menschengattung ihren Ursprung haben. —

Relativer Unterschied zwischen Vokal und Consonanten — Diphthongen u. s. w. Onomatopoëtica.

§. 314.

Bei der Sprache sind außer dem Kehlkopfe noch vorzüglich thätig, Zunge, Zähne, Lippen, Gaumen, Rachen, Nase, die Backen und noch einzelnere Theile des Mundes und Rachens. Nach den verschiedenen Verhältnissen der Theile in den gegenseitigen Bewegungen mit zugleich tönendem (stimmgebenden) Kehlkopfe wird die Anzahl der Grundlaute einer Sprache bestimmt, und theilen sich die einzelnen Laute in besondere Klassen, wie **Gutturales, Nasales, Palatini** u. s. w. — Durch falsches Verhältniß der Synergie in den Bewegungen dieser Theile werden einzelne bestimmte Fehler im Sprechen besonderer Sprachen verursacht, deren aber manche in anderen Sprachen theilweise Regel seyn können.

Joh. Gottfr. Herder: Ueber den Ursprung der Sprache. Berlin, 1789.

Desselben: Ideen zur Philosophie der Geschichte der Menschheit. Rig. und Leipz., 1785.

Beattie: Theorie der Sprache, a. d. Engl. v. C. Grosse. Göttingen, 1790.

Fr. Schlegel: Ueber die Sprache und Weisheit der Inder. Tübingen, 1808.

Lenhossék a. a. O. IV. §. 438 — 445.

v. Kempelen: Mechanismus der Sprache, nebst der Beschreibung seiner sprechenden Maschine. Wien, 1791.

P. Th.

P. Th. Leveling: Ueber eine merkwürdige künstliche Ersetzung mehrerer sowohl zur Sprache rc. nothwendiger, als zerstörter Werkzeuge rc. Heidelberg, 1793.

Sam. Heinike: Beobachtung über Stumme und über die Sprache. Hamburg, 1778.

§. 315.

Auch alle willkührlichen Muskelbewegungen sind von Empfindung begleitet, die nicht blos über den speciellen Kräftezustand unterrichtet, als über Stärke oder Schwäche, Müdigkeit u. s. w., wie wir sie besonders an den an Muskeln so reichen Extremitäten häufig erfahren; sondern auch über das Verhältniß der Tauglichkeit der Muskeln überhaupt zu dem bestimmten Raum und zu der bestimmten Zeit, in denen eine Bewegung geschehen soll, so wie ferner zu der zu überwindenden Last bei Heben, Tragen u. s. w., und endlich zur Richtung der zu unternehmenden Bewegung.

Lenhossék a. a. O. IV. §. 476.

c.

Verrichtung der Centraltheile des Nervensystems.

§. 316.

Großes und kleines Gehirn, verlängertes und Rückenmark bilden zusammen die Centraltheile des Nervensystems. Unter ihnen verhält sich das gesammte Encephalon zum Rückenmark, wie Weibliches zu Männlichem, das verlängerte Mark und die Varol'sche Brücke aber als Indifferenz der beiden Pole. Daher concentriren sich im Gehirne

hirne vorzugsweise die Sinne, gehen vom Rückenmark vorzugsweise die willkührlichen Bewegungen aus, und sind Verletzungen der Medulla oblongata und Pons Varolii am gefährlichsten. Entsprechend sind auch die knöchernen Behälter, Schädel- und Wirbelsäule, beide Wirbelentwickelungen, aber mit entgegengesetzter Tendenz.

Lenhossék a. a. O. IV. 127, 189.

J. Luc. Schönlein: Von der Hirnmetamorphose. Würzb., 1816.

J. Fr. Meckel: Allgem. Anat. 29.

Le Gallois: Expér. sur le principe de la vie. Paris, 1812.

§. 317.

Im Gehirne schließt sich, als in ihrem Culminationspunkte, die ganze physische Organisation. Die gesammte Hirnmasse ist schon durch ihre der Kugelform unter allen Organen am nächsten kommende Gestalt, außerdem dadurch, daß sie zugleich in den mannichfaltigsten Gegensätzen in sich selbst besteht als großes und kleines Gehirn, linke und rechte Hämisphären, Rinden- und Marksubstanz, Höhlen und eine Menge in ihrer Bedeutung und Verrichtung noch wenig gekannter Formationen — und doch anderntheils höchst individuell und bestimmt abgegrenzt und in sich koncentrirt ist — ferner durch die große Subtilität und Verflüchtigungsfähigkeit — durch das große Uebergewicht der Arterien in ihr zu den Venen, und durch den fast gänzlichen Mangel an Lymphgefäßen u. dergl. m., als die edelste Materienbildung charakterisirt.

Lenhossék IV. 113.

§. 318.

Die eigentlich sogenannten Nerven verhalten sich zu den Centraltheilen des Nervensystems selber wieder wie Besonderes zum Allgemeinen. Das gesammte vegetative Leben der menschlich physischen Organisation wird zwar vorzugsweise von dem mehr für sich bestehenden, bei gesundem Bestande des Lebens nur leise Spuren der Empfindung (und Bewegung) gebenden Ganglienнervensystem beherrscht; außerdem aber werden durch die Nerven des animalischen Lebens einzelne Empfindungen von einzelnen leiblichen Zuständen gewonnen und vereinzeltere Bewegungen erregt; wogegen in Bezug auf die Centraltheile dasselbe für die ganze physische Organisation unmittelbar und in Einem gilt.

§. 319.

Durch das Gehirn nämlich wird die ganze physische Organisation empfindend ihrer selbst inne, erfaßt sich selbst als ein Ganzes, das nur in und durch viele einzelne Gebilde mit verschiedenen Verrichtungen, die alle zum Zweck und Ziel des Ganzen harmonisch zusammenstimmen, besteht; sie kommt zum thierischen Selbstgefühle. Durch das Rückenmark gelangt die ganze physische Organisation zur totalen thierischen Selbstbestimmung, vermöge deren sie willkührlich und behufs ihrer eigenen Ein- und Ganzheit die einzelnen Theile in Bewegung setzt.

Thierisches Selbstgefühl und thierische Selbstbestimmung sind aber nicht mit menschlichem Selbstbewußtseyn und menschlich physischer Selbstbestimmung zu verwechseln.

§. 320.

Daß zur Gewinnung dieses Resultats des eigenthümlichen Lebens der Centraltheile des Nervensystems, außer der relativ festen Nervensubstanz, eine höchst subtile und flüchtige, relativ flüssige, Nervenäther, Nervengeist u. s. w., mitwirkt, wird mehr und mehr außer allen Zweifel gesetzt; daß ferner diese Theile, besonders mittelst des letzteren Elements, die physische Organisation mit der psychischen in unmittelbarste Gemeinschaft setzen, ist ebenfalls bis zur höchsten Wahrscheinlichkeit gebracht. Allein die Specialphysiologie jener Theile, in ihrer doppelseitigen Beziehung, ist noch zum geringsten Theile aufgehellt.

Sömmerring: Ueber das Organ der Seele. Königsberg, 1796.

Desselben: Ueber den Nervensaft ꝛc. Landshut, 1811.

v. Eschenmayer: Psychologie. Stuttgart und Tübingen, 1817.

Ders. im Archiv für den thierischen Magnet. I. 1.

Haller: Elem. phys. IV. Lib. X. Sect. VIII.

Lenhossék a. a. O. IV. §. 467.

C. Ph. Hartmann: Der Geist des Menschen ꝛc. Wien, 1820.

J. M. Leupoldt: Heilwissenschaft ꝛc. Berlin, 1821. u. s. w.

Vergl. Treviranus: Physiol. Fragm. Th. 1. 1797. Th. 2. 1799.

Reil: Archiv für die Physiol. VIII. Hft. 1, 2, 3. — Bd. IX. Hft. 1, 2. — Bd. XI. Hft. 1, 3.

Al. v. Humboldt: Ueber die gereizte Muskel- und Nervenfaser. 1797.

Jac. Bichat: Physiologische Untersuch. über Leben und Tod. 1802.

H. Fr.

K. Fr. Burdach: Vom Bau und Leben des Gehirns. Bd. 1. 1819. Bd. 2. 1822.

Der Mensch hat unter allen thierischen Organisationen das Gehirn im größten Uebergewicht gegen die Nerven, selbst gegen das Rückenmark.

Organische Wärme.

§. 321.

Wie man einerseits die eigenthümliche Verrichtung des Gehirns häufig nicht gehörig anerkannt hat, so bürdete man andererseits in der neuern Zeit dem Gehirne manches auf, was ihm nicht zugehört. Dieß ist unter anderen auch, in Bezug auf Erzeugung der organischen Wärme geschehen.

§. 322.

Pflanzen, Thiere und endlich der Mensch, haben eine der Hauptsache nach von der Außenwelt unabhängige Temperatur, die genau mit der zunehmenden Vollkommenheit der Arten und Individuen sich immer selbstständiger und beträchtlicher zeigt. Außer der ältesten Ansicht der pythagoräischen und hippokratischen Schule, welche die Wärme mit Lebensprincip, ja selbst mit Seele gleichsetzte, und als den Organismen ursprünglich eingeboren annahm, erklärte man die Erzeugung der organischen Wärme bald aus mechanischem Conflikt der Atome oder der Blutkügelchen unter einander und mit den Gefäßwänden.*) Bald aus chemi-

*) Asklepiades — Börhaave u. A. — Vergl. Sprengel: Geschichte der Med. I. S. 388. — Haller: El. physiol. I. 293.

chemischen Prämissen; entweder aus einer Art Gährung der Säfte*), oder aus chemischen Prozessen der Luft beim Athmen**), oder aus dem Vorgang der Verdauung***), oder, wie auch sehr häufig geschieht, aus dem Festwerden flüssiger Stoffe in dem Akte der Ernährung, bis man seicht entweder alle diese Momente, unlebendig äußerlich aufgefaßt, zusammen die Quelle der organischen Wärme seyn hieß, oder, wie man von allen Seiten zu viel auf das Nervensystem schob, dieses überhaupt, oder endlich insbesondere das Gehirn dafür erklärte. †)

§. 323.

Allein die organische Wärme hat nichts Einzelnes im Organismus zu ihrer Quelle; am wenigsten wird sie auf mechanische oder chemische Weise erzeugt. Alle dabei zu beachtende Erscheinungen weisen vielmehr darauf hin, daß Wärme allenthalben auf organisch lebendige Weise und um

*) Helmont — Cartesius — Sylvius.

**) Crawford: Versuche und Beobacht. über die Wärme der Thiere ꝛc. Zweite Auflage, aus dem Englischen, von L. Crell. Leipzig, 1789. — Brandis: Versuche über die Lebenskraft ꝛc.

***) Rigby: Vers. über den Ursprung der thierischen Wärme, aus dem Englischen, von F. A. Diel. Altenburg, 1789. u. A.

†) Blumenbach: Specim. physiol. compar. inter animal. calid. et frigid. sanguin. Goett., 1787. — Roose: Ueber die Erzeugung der thierischen Wärme (Journal der Erfind. ꝛc. St. XVII. No. 1.). — B. C. Brodie: Untersuchungen über den Einfluß des Gehirns, auf die Thätigkeit des Herzens und die Erzeugung der thierischen Wärme (Reil's und Autenrieth's Archiv XII. 2. — Nasse Bemerk. zu Brodie's Vers. (ebendaselbst Hft. 3.).

um so mehr entstehe, wo und je mehr in einer Organisation sich ein herrschendes Centrum bildet, und je inniger und harmonischer die Wechselwirkung alles einzelnen Peripherischen mit diesem Centrum geschieht. Demnach treffen Zunahme der Gehirnentwicklung und der Wärme aus einem gemeinsamen Grunde zusammen, ohne selber einander ursprünglich zu bedingen. Ueberhaupt ist die Wärme überall eine so tiefe Lebenserscheinung, daß der Irrthum geringer ist, sie für das Lebensprincip selber zu halten, als sie selber von irgend einer einzelnen Lebensthätigkeit des Organismus abzuleiten.

Steffens: Anthropologie, Bd. 1. S. 29, 30.

Versuche über das Vermögen der Pflanzen und Thiere, Wärme zu erzeugen und zu vernichten, aus dem Englischen, von Crell. Helmst., 1778.

G. Pickel: Exper. physico-med. de electr. et calore animal. Virceb., 1778.

Lenhossék a. a. O. Bd. 3. Kap. 8. S. 491 bis 517.

Absolute Vermehrung der Wärme durch dichtes Zusammensitzen eines Bienenschwarms und durch Aehnliches.

4.
Von den Grundverschiedenheiten der physischen Organisation des Menschen in seiner zeitlich bedingten Erscheinung.

§. 324.

Alles bisher Dargestellte kommt an sich jedem menschlichen Individuum von der Geburt an nothwendig zu, aber in der zeitlichen Entwicklung der Individuen in verschiedenem Verhältnisse.

Andeutungen aus der Bildungsgeschichte des Fötus. Gestaltveränderungen des Fötus von seiner ersten Spur nach der Empfängniß bis zum Eintrit der Geburt. — Der Satz: daß der Fötus während seiner Entwickelung alle natürlichen Hauptthierstufen durchlaufe, findet noch mehr Anwendung in der Physiologie, als in der Anatomie. — Ausgang der Cirkulation beim Fötus vom Bauche, Mischung des Hohlvenen- und Lungengefäßblutes, Indifferenziirung der Verdauung und Athmung, Vorherrschen des Vegetativen, Leben in einem tropfbarflüssigen Medium u. dergl., wie bei den unvollkommneren Thieren.

Harvey: Exercit. de generat. animal.

Autenrieth: Observ. ad histor. embryon. hum. Tub., 1797.

Soemmerring: Icones embryon. hum. Francof. ad M., 1799.

Oken und Kieser: Beiträge zur vergleich. Zoolog., Anat. und Physiol. Bamberg, 1806.

Wilbrand: Physiol. Kap. LXXXVII.

§. 325.

Auch von der Geburt an entwickelt sich das ganze physische Menschenleben naturgemäß in jedem Individuum nach einer bestimmten Ordnung bis zur höchsten Vollkommenheit und verkümmert dann allmählig wieder in umgekehrter Ordnung (Evolution und Revolution). Die psychische Organisation hält aber damit nicht gleichen Schritt, sondern diese, deren Lebensresultat allein Selbstzweck ist, zu dem sich das Leibliche nur als Mittel verhält, gedeiht in ihrer Entwicklung bis zur Zeit der höchsten Entfaltung des Leiblichen nur so weit, daß sie nunmehr erst selbstständiger und selbstthätiger sich aus und durch sich selber fort entwickelt, ohne naturgemäß wieder rückgängig zu werden.

§. 326.

Die dadurch bewirkten eigenthümlichen Lebensabschnitte der Individuen, die jedoch ganz allmählig in einander überspielen, machen das Wesen der verschiedenen Lebensalter aus. Es gibt demnach zunächst zwei Hauptabschnitte für die physische Organisation, nämlich eben Evolution und Revolution (Werden und Vergehen). In jeder dieser beiden gibt es weiter zwei Abtheilungen, nämlich für das Vegetative und für das Animalische im Menschenleben, deren jedes sich wiederum nach seinen zwei Hauptbestandtheilen in zwei Abschnitten vorherrschend entwickelt und rückbildet.

§. 327.

Demnach entwickelt sich vor Allem das Bauchleben, die Verdauung, diese Entwicklungszeit, die in der Regel bis in das zehnte Lebensjahr des Individuums dauert, und besonders durch Zahnen und Zahnwechsel in die Erscheinung tritt, begründet das Kindesalter. Zunächst dann entwickelt sich vorherrschend das Brustleben, die Athmung, die das Knabenalter bedingt, das zwischen das zehnte und zwanzigste Lebensjahr fällt, und besonders durch die Entwicklung der Stimme sich kund gibt. Von da an bis gegen das fünfundzwanzigste Lebensjahr entwickelt sich vorzugweise das Muskel= und Bewegungsleben, was sich durch die kräftig unermüdete Beweglichkeit des Jünglingsalters und durch Vollendung der äußeren Körperform anzeigt, endlich erreicht bis in die dreißiger Jahre die Empfindung ihre Vollendung und so macht sich durch innige Durchbildung des thierischen Selbstgefühls und der thierischen Selbstbestimmung das sogenannte Mannesalter.

§. 328.

Das Geschlechtsleben fängt sich schon im Knabenalter an zu regen, erreicht, wie es überhaupt nicht wesentlich zum Leben des Individuums gehört, so auch mehr beilaufend, sich in der Geschlechtsliebe äußernd, erst im vollen Mannesalter seine größte Kräftigkeit. Um diese Zeit wird naturgemäß damit im Gegensatze die Beziehung des Hirnlebens zur psychischen Organisation erst recht rege, und nimmt bis zur jenseitigen Grenze des Mannesalters an Lebendigkeit zu.

§. 329.

Indeß aber Verdauung, Athmung, Bewegung und Empfindung in umgekehrter Ordnung ihrer Entwicklung,

übri=

übrigens in ähnlicher Zeitfolge wieder abnehmen, macht das psychische Leben erst seine Hauptentwicklungsperioden. Anfangs hält die nunmehr selbstständigere psychische Entwicklung den noch befreundeteren leiblichen Organismus in seiner Rückbildung etwas auf. Das gibt den scheinbaren sogenannten Stillstand des Lebens (status, ακμη). Die höchste Entfaltung des Seelenlebens endlich trifft naturgemäß mit dem ärmlichsten Zustande des Leiblichen zusammen. Damit ist das Tagwerk des irdischen Lebens vollendet. Da tritt daher derjenige Lebenszustand ein, den wir Sterben, Tod nennen, und durch den das innere Wesentliche des Menschen eine außer- und überirdische, uns aber unbekannte Lebensform eingehen muß.

Daß auch die geistige Bildung erfahrungsgemäß im höheren Alter so oft wieder rückgängig wird, mag sich theils daraus erklären, daß eben die menschlichen Individuen gar häufig durch vernachlässigte, freithätige Selbsterziehung nur einer so geringen geistigen Selbstständigkeit fähig werden, die von dem gegentheils übermächtigen eigenen physischen Leben widernatürlich mit in des letzteren Rückbildung hineingerissen wird — theils und hauptsächlich aber daraus, daß im Menschengeschlecht, als Ganzem, in der gegenwärtigen Periode der Geschichte der Punkte, seiner Gesammtentwickelung noch nicht erreicht ist, von dem an die geistige Entwickelung selbstständiger und vorherrschend wird, was sich in den meisten Individuen dieser Zeit wiederspiegelt, ohne daß dieß dem angebornen Entwickelungsgang widerspräche.

J. A. Pollich: Dissert. de nutrimento, incremento, statu ac decremento corpor. hum. Argent., 1763.

G. G. Ploucquet: Diss. sist. aetates hum. earumque jura. Tub., 1778.

P. F.

P. F. Hopfengärtner: Ueber die menschl. Entwickel. rc. Stuttg., 1792.

A. Henke: Ueber die Entwickelung und Entwickelungskrankh. d. menschl. Org. Nürnberg, 1814.

J. Chr. Lucae: Grundriß der Entwickelungsgesch. des menschl. Körpers. Marburg, 1819.

v. Eschenmayer: Psychologie. Tübingen, 1817. Erste Abtheilung.

F. C. A. Heinroth: Lehrbuch der Störungen des Seelenlebens rc. Leipzig, 1818. Th. 1. S. 4—16.

J. M. Leupoldt: Heilwissenschaft, Seelenheilkunde und Lebensmagnetismus rc. S. 212—217.

C. Himly: Comment. mortis histor. causas et signa sist. Goett., 1794.

F. Anschel: Thanatologia etc. Goett., 1795.

J. Th. Weigand: Disquis. in mortis naturam et causas. Bamb., 1796.

C. G. Ontyd: De morte et varia moriendi ratione. Lugd. Bat., 1797.

§. 330.

Wie sich in den einzelnen Entwickelungsperioden oder Lebensaltern dasselbe Individuum je auf gewisse Weise verschieden verhält, so begründet der Geschlechtsunterschied eine durch's ganze Leben sich durchziehende Verschiedenheit. Jedes menschliche Individuum ist nämlich in der Regel entweder weiblich oder männlich. Männliches und Weibliches aber verhalten sich zu einander gegensätzlich, jedoch so, daß sich das Weibliche stets zugleich als ein niedrigeres, weniger individualisirtes gegen das Männliche charakterisirt. Dieß zeigt sich rücksichtlich der physischen Organisation im Allgemeinen

meinen dadurch, daß beim Weibe das Vegetative und Beckenleben, beim Manne das Animalische und Schädelleben vorherrscht.

§. 331.

Damit in Uebereinstimmung ist daher in der weiblichen Organisation unter sonst gleichen Umständen aller Stoff niedriger lebendig, und herrscht allenthalben das Pflanzliche vor. Darum lebt auch das Weib im Vergleich mit dem Manne physisch stiller, wirkt äußeren Einflüssen weniger heftig entgegen, und erträgt deßhalb häufig physisch mehr, als der Mann. Darum herrscht beim Weibe sowohl in der äußeren Form Bauch und Becken vor, wogegen beim Manne Brust und Kopf, als überhaupt äußerlich bei jenem das Weiche, Runde, Fette, bei diesem das Starre, Winklige, Muskulöse. Das Weib hält aus gleichem Grunde mehr Anstrengung des Geschlechtslebens aus, als der Mann, macht mehr Chylus und Blut aus den Nahrungsmitteln, ersetzt daher leichter und schneller Substanzverlust, athmet aber dagegen weniger energisch, was sich auch in der Stimme wieder findet, und empfindet mehr mit dem Gemeingefühl, im Verhältniß zu den einzelnen Sinnen, als der Mann. Darum endlich ist auch die physische Entwicklung des Weibes nicht nur im Ganzen früher vollendet, als die des Mannes, sondern hat auch von Stufe zu Stufe nach Maaßgabe der angedeuteten Grundverschiedenheit ihr Eigenthümliches.

Franc. Thierry. Ergo praeter genitalia sexus discrepant. Par., 1750.

J. F.

J. F. Ackermann: Diss. de discrimine sexuum praeter genitalia. Mog., 1788. — Die Schriften über (die Natur und) die Krankheiten des Weibes von El. v. Siebold, Jörg u. A. — Das umfassendste, im Ganzen schätzbare Werk über dieses Verhältniß: Gynäkologie, Berlin, in 23 Theilen, unter Specialtiteln, in verschiedenen Auflagen, von Verschiedenen bearbeitet.

§. 332.

Noch einen Hauptunterschied von physischer Seite unter den menschlichen Individuen in ihrer zeitlichen Erscheinung begründet das Temperament. Wie nämlich jedes Individuum in jedem Lebensalter durch je eine vorherrschend in Entwickelung begriffene Lebensrichtung in seinem ganzen leiblichen Wesen eine eigenartige Gesammtstimmung behauptet, so herrscht bei vielen Menschen eine oder die andere der Hauptrichtungen des physischen Lebens durch alle Lebensstufen hindurch relativ stets einseitig über die andern vor, und bewirkt so eine eigene Grundstimmung, die trotz aller weiteren Lebensveränderungen als Grundton immer durchklingt; und dieß ist eben, was durch Temperament bezeichnet wird.

§. 333.

Es muß demnach so viel Haupttemperamente geben, als es Hauptlebensrichtungen in der physischen Organisation gibt, also in Uebereinstimmung mit dem doppelten Gegensatz der Verdauung, Athmung, Bewegung und Empfindung, vier Temperamente, und zwar so, daß vorherrschende Verdauung das sogenannte phlegmatische, vorherrschende Athmung, das sogenannte Sanguinische, vor-

herr-

herrschende Bewegung (Muskularität), das sogenannte Cholerische, vorherrschende Empfindung das sogenannte Melancholische begründet. Außerdem gibt es aber viele Mittel- und Mischungsstufen dieser vier Haupttemperamente.

G. E. Stahl: De temperamentis. Hal., 1679.

Fr. Hoffmann: Diss. de temper., fundamento morum et morborum in gentibus. Hal., 1705.

W. Ant. Ficker: Comment. de temp. hom. quatenus ex fabric. corp. et struct. pendent. Goett., 1791.

Husson: Essai sur une nouvelle doctrine de temper. Paris, a. 7.

Ign. Niederhuber: Ueber die menschlichen Temperamente. Wien, 1798.

Harro W. Dirksen: Die Lehre von den Temperamenten. Nürnberg und Sulzbach, 1804.

§. 334.

Jedes Temperament, als innere Grundstimmung der ganzen physischen Organisation, muß sich theils durch das ganze Verhalten des Individuums in der beständigen Wechselwirkung mit der Außenwelt auf eigene Weise bewähren, und insofern wird einem Individuum eine besondere Leibeskonstitution zugeschrieben; theils muß es sich äußerlich durch eine unmittelbar sinnlich wahrnehmbare Beschaffenheit beurkunden, und darnach wird dem einzelnen Individuum ein besonderer Habitus zugeschrieben.

Je vollkommner indeß eine physische Organisation ist, desto weniger kann die Einseitigkeit eines bestimmten Temperaments in ihr stark ausgeprägt seyn, vielmehr wird sie in den einzelnen Lebensstufen alle Temperamente durchlaufen, ohne bei einem zu beharren.

Durch stark ausgeprägte einzelne Temperamente berühren sich relative Gesundheit und Krankheit am nächsten.

E r f u r t,
gedruckt in der Müllerschen Buchdruckerei.

Kolibri 360 GmbH
Ferdinand-Jühlke-Straße 7
99095 Erfurt, Deutschland
produktsicherheit@kolibri360.de